U0889032

李伯藩全国基层名老中医药专家传承工作室经验集（一）

李伯藩◎主编

陈　蓉　李宽钰　普映授◎副主编

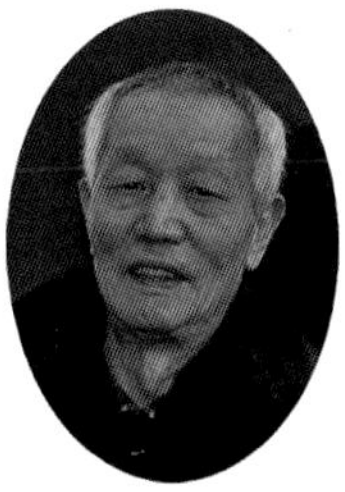

李伯藩老先生出生于中医世家，家族传承四代。擅长对肿瘤、伤寒、结石等疾病的治疗，对慢性肾功能衰竭、心脑血管疾病等疑难重症的治疗独树一帜。

YNK 云南科技出版社

·昆明·

图书在版编目（CIP）数据

李伯藩全国基层名老中医药专家传承工作室经验集.
一 / 李伯藩主编. -- 昆明 : 云南科技出版社, 2020.3（2025.5重印）
ISBN 978-7-5587-2503-6

Ⅰ. ①李… Ⅱ. ①李… Ⅲ. ①中医临床—经验—中国
—现代 Ⅳ. ①R249.7

中国版本图书馆CIP数据核字（2020）第038443号

李伯藩全国基层名老中医药专家传承工作室经验集（一）

LI BOFAN QUANGUO JICENG MING-LAO ZHONGYI-YAO ZHUANJIA CHUANCHENG GONGZUOSHI JINGYAN JI（YI）

李伯藩 主编

责任编辑：李凌雁 杨志能
助理编辑：杨梦月
封面设计：长策文化
责任校对：张舒园
责任印制：蒋丽芬

书 号：ISBN 978-7-5587-2503-6
印 刷：云南灵彩印务包装有限公司
开 本：787mm × 1092mm 1/16
印 张：6.25
字 数：120千字
版 次：2020年4月第1版
印 次：2025年5月第2次印刷
定 价：56.00元

出版发行：云南科技出版社
地 址：昆明市环城西路609号
电 话：0871-64190973

版权所有 侵权必究

编写委员会

主　编　李伯藩

副主编　陈　蓉　李宽钰　普映授

编　委（按姓氏笔画排序）

马玲丽　文启斌　李少华　李国银

何　明　陈　云　赵　会　黄雪娇

龚丽燕

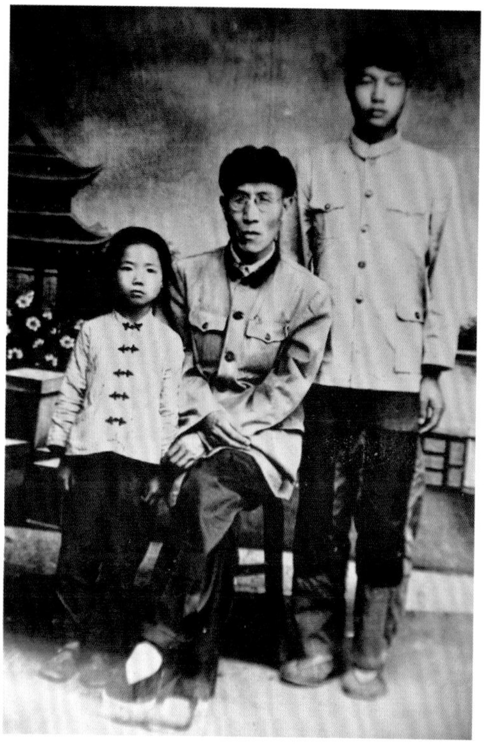

李子宽老中医（中）与青年李伯藩（右一）兄妹合影。

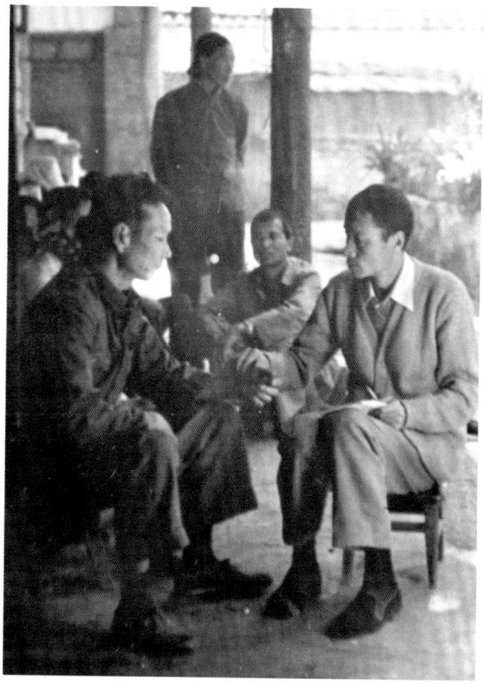

青年李伯藩深入乡村义诊。

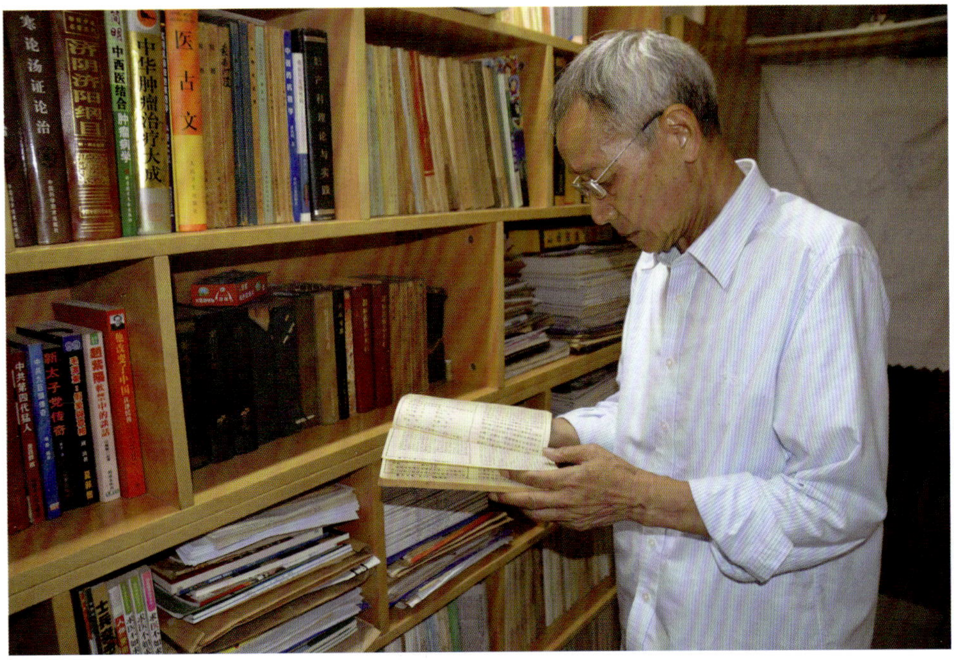

古稀李伯藩查阅古籍，著书立传。

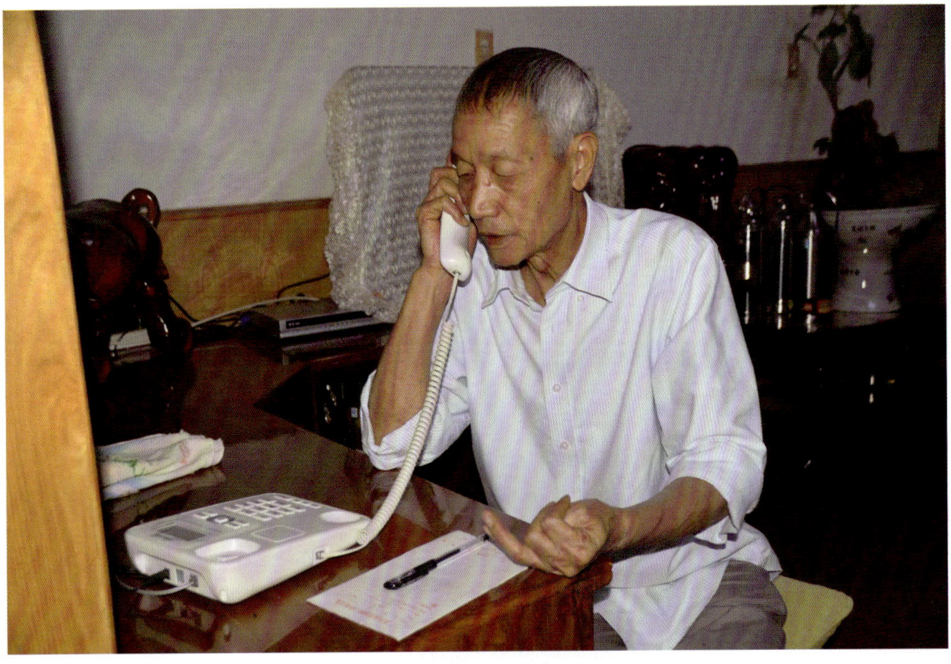

古稀李伯藩坚持每天九点后电话义诊。

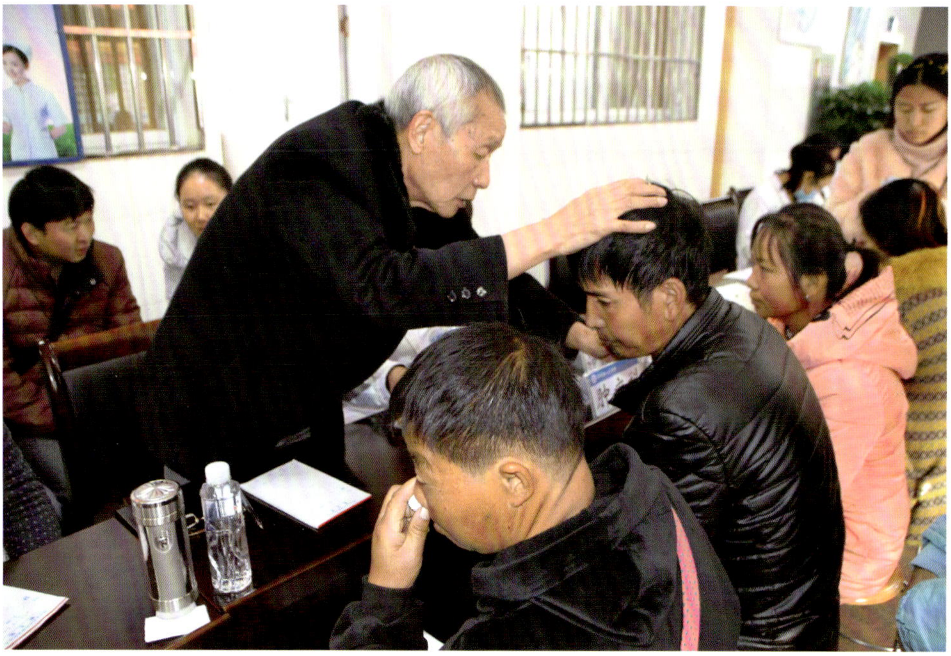

耄耋李伯藩带徒弟深入乡镇义诊。

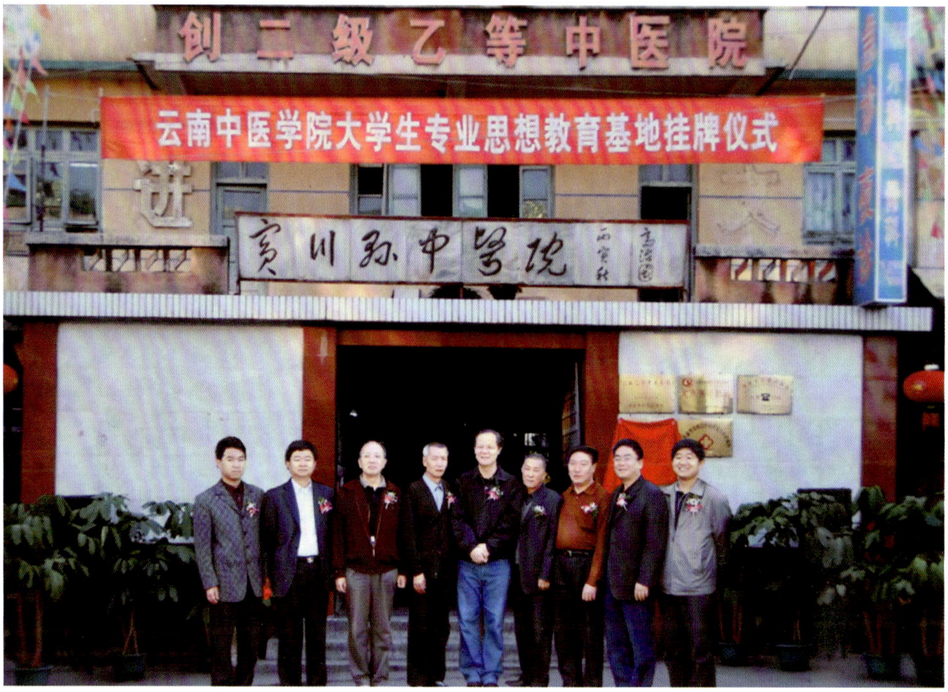

原云南省卫生健康委员会郑进副主任探望宾川县中医医院原院长李伯藩。

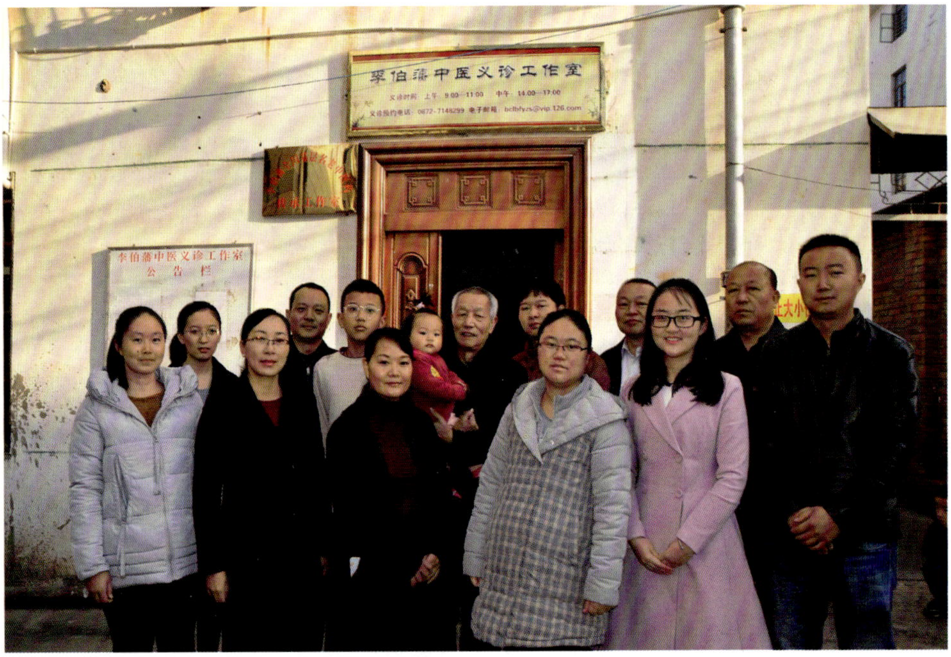

耄耋李伯藩与徒弟合影。

序　言

坐落于苍洱之滨的全国农村中医药工作先进县——宾川县拥有深厚的中医药文化底蕴，在现代医学高速发展的今天，中医药依旧是绝大部分宾川人防治疾病的首选。我想，这离不开一批医技精湛、医德高尚、有使命、有担当、一心为民的中医人，李伯藩老先生便是宾川中医的引路人、铺路石。

李伯藩老先生出生于中医世家，家族传承四代，18岁参加工作，20余岁只身一人深入山区创建乡卫生院，后来又在艰苦的条件中创建了宾川县中医医院。擅长对肿瘤、伤寒、结石等疾病的治疗，对慢性肾功能衰竭、心脑血管疾病等疑难重症的治疗独树一帜。

李先生治学严谨，尤重中医经典之研习，又博采诸家之长，融汇医理药文，自成一派，是滇南医学流派中一支有影响力的学术流派。

耄耋之年，任身形于临床，退而不休，一心为民。65岁从宾川县中医医院退休后，在家坐诊，免费诊治各方慕名而来的患者。他每天诊疗120余人，每月诊疗3600余人，每年诊疗43200余人，从2006年6月29日退休时计算，截至目前，他已为34万多患有肿瘤、慢性肾病等诸多常见病、疑难病的患者排忧解患，实为感人！做一件好事不难，难的是一辈子都在做！

他总是说："祖辈传下的医德、责任和使命就是支撑我生命不息、奋斗不止的力量，世间还有那么多疾病没有被攻克，还有那么多患者需要帮助，我们不能停下前进的脚步，救死扶伤是我们中医人的责任。"

八十岁高龄的他除了每天给病人看病外，晚上还要挤出时间伏案写病历，总结临床经验。"晚年，我有一个愿望，要把自家几代人的临床经验写成书留给后人，也算是百年之后继续为人民做一点有益的工作。"这是李先生一个朴实的愿望。

《李伯藩全国基层名老中医药专家传承工作室经验集（一）》是李

先生及12名传承人历经三年，总结他的毕生诊治经验之集成，是李先生无私奉献之作，更是一笔宝贵财富。全书分为肺系方、脾系方、心系方、肝系方、肾系方、气血津液病方、肢体经络病方、妇人方、杂病方，共计60验方，每方从药物组成、主治病证、煎服法、注意事项、验案5个方面来总结，以经典为源，示人以规矩法度，组方精当，不用珍稀贵重药材，体现了简方、验方、验案的效用性，更彰显了李先生传承精华、守正创新的治学特点。

李先生一生都在用实际行动践行着共产党员的铮铮誓言，他身上彰显了一个基层共产党员的优秀品质、良好作风和精神风貌，集中体现了无私奉献的精神和医者济世除厄的仁人之心。实为吾辈医者之楷模!

云南省中医药学会会长
云南中医药大学博士研究生导师
全国第六批老中医药专家学术经验继承指导老师
郑进
2019年12月5日

目 录

肺系方

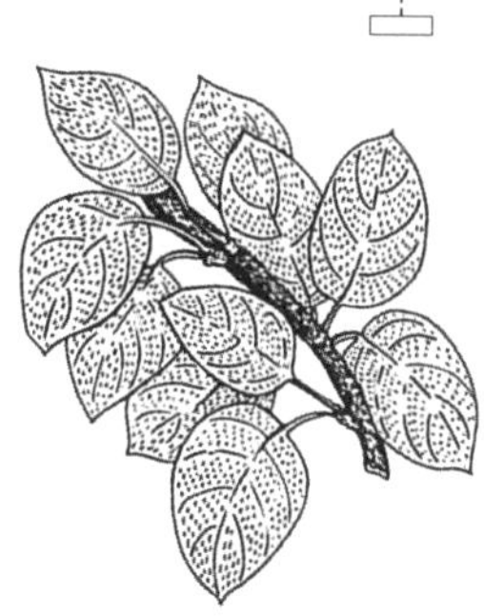

喉风散

一、药物组成

蝉蜕12g　僵蚕12g　薄荷12g
牛蒡子18g　玄参18g　冰片3g
杏仁12g　桔梗12g　甘草6g

二、主治病证

风热侵袭会厌之咳嗽，咽痒即咳之症。

【按】本方有疏风祛邪，清热利厌，祛痰止咳之效。

《灵枢·忧恚无言》："会厌者，音声之户也。"《类经》卷二十一："会厌者，喉间食息得以不乱者，赖其遮厌，故谓之会厌，能开能阖，声由此出，故谓之户。"风热之邪侵袭会厌，会厌开阖失司作咳，风甚则痒，故咽痒咳。

本方以蝉蜕、僵蚕、薄荷疏散风热，祛邪外出；以牛蒡子、玄参清热解毒，利厌，锁定病位；以冰片清热消肿，增强牛蒡子、玄参清热解毒之力；以杏仁、桔梗共奏宣肃肺气、祛痰止咳之功；以甘草和桔梗配伍，增强祛痰止咳之效。

三、煎服法

以上诸药冷水浸泡1小时，煎沸即可，勿过煎。一日一剂，一剂三次。温服，避风寒，慎起居。若病情重者，每小时服药1次，连服3次，夜间加服1次。

四、注意事项

本方所用药物系轻清之品，煎法强调"香气大出，即取服，勿过煎"。

五、验　案

黄某某，女，32岁，广西人。

患有肾病综合征三余年，于2016年4月26日来诊，并暂住宾川求医。2016年10月28日刻诊：鼻塞、流黄浊涕、咽痛、咽痒即咳、少痰、时觉胸闷、小便黄、大便可，舌边尖红、苔薄黄，脉浮数。此系风热侵袭会厌，会厌开阖失司所致，遂拟喉风散治之。处方如下：

蝉蜕12g　薄荷18g　牛蒡子18g　杏仁12g　桔梗12g　玄参18g　冰片3g　僵蚕12g　甘草6g。

服一剂即感咽痒、咽痛减半，继进两剂后诸症俱消。

【按】汉·张仲景《伤寒杂病论》云："夫病痼疾，加以卒病，当先治其卒病，乃后治其痼疾也。"故本案例先治愈患者外感病，才能为其本病扫清障碍。

解表止咳饮

一、药物组成

金银花12g　连翘18g　荆芥12g

薄荷12g　杏仁12g　桔梗12g

百部18g　甘草6g

二、主治病证

风热袭表犯肺之发热、恶寒、鼻塞、流涕、咳嗽之症。

【按】风温之邪袭肺卫证，吴鞠通首创银翘散、桑菊饮来治疗。银翘散用于风温客表，以发热、恶寒为主，表证重而咳嗽轻者；桑菊饮用于风邪袭肺，以咳嗽为主，表证轻而咳嗽重者。李老自拟解表止咳饮用于风热之邪袭表犯肺，表证与咳嗽并重者。

风热袭表，正邪相争则发热、恶寒，风热从口鼻而入，故鼻塞、流涕，风热客伤肺络，肺气不利故咳嗽。

方中金银花、连翘疏散风热，荆芥、薄荷发汗解表，共达祛邪外出之目的；杏仁、桔梗、百部宣肃肺气，祛痰止咳；甘草和桔梗配伍，增强祛痰止咳之效。诸药配伍，共奏辛凉解表、宣肺止咳之功。

三、煎服法

以上诸药冷水浸泡1小时，煎沸即可，勿过煎。一日一剂，一剂三次。温服，避风寒，慎起居。若病情重者，每小时服药1次，连服3次，夜间加服1次。

四、注意事项

本方所用药物系轻清之品，煎法强调“香气大出，即取服，勿过煎”。

五、验　案

杨某某，男，2岁7个月，宾川县太和村人。

2016年11月25日来诊，患者3天前不慎汗出遇风后即感鼻塞、喷嚏、流涕黄稠、迎风流泪、咳嗽、喉中有痰鸣、纳可、大便干结，舌尖红、苔薄白，指纹脉络色红隐于风关。缘风热侵袭、卫表不和、肺气不利所致，故拟解表止咳饮以辛凉解表、宣肺止咳治疗，处方如下：

荆芥12g　薄荷12g　杏仁9g　桔梗9g　金银花12g　连翘12g　百部18g　甘草6g。

服药2剂后，迎风流泪缓解，鼻塞、流黄稠涕减轻，仍咳嗽、痰少，此表邪未尽，肺气之职未复，上方连进3剂，此病得瘥。

润燥解表饮

一、药物组成

荆芥12g　薄荷12g　玄参18g

麦冬18g　天冬18g　杏仁12g

桔梗12g　百部18g　甘草6g

二、主治病证

风燥伤肺之咳嗽，呈阵发性干咳、咽干、咽痒之症。

【按】风燥咳嗽多发生在秋初燥邪当令之时。风燥伤肺，肺失清润宣降，故干咳少痰。“风胜则痒，燥胜则干”风燥之邪从口鼻而入，故见咽干、咽痒之症。

方中荆芥、薄荷疏散风热，解表达邪；玄参、麦冬、天冬滋阴生津，润燥止咳；杏仁、桔梗、百部宣肃肺气，祛痰止咳；和桔梗配伍，增强祛痰止咳之效。诸药配伍共奏疏风润燥、宣肺止咳之功。

三、煎服法

以上诸药用冷水浸泡1小时，煎沸即可，勿过煎。一日一剂，一剂三次。温服，避风寒，慎起居。若病情重者，每小时服药1次，连服3次，夜间加服1次。

四、注意事项

本方所用药物系轻清之品，煎法强调“香气大出，即取服，勿过煎”。

五、验　案

王某某，女，51岁，昆明人，2016年12月8日来诊。

患者咳嗽3日，刻下症见：咳嗽、少痰、咽痒、口鼻干燥、欲饮水，舌质淡、苔薄白，脉浮。此乃风燥伤肺所致，拟以疏风润燥、宣肺止咳之润燥解表饮治之。方药如下：

玄参18g　麦冬18g　天冬18g　荆芥12g　薄荷18g　杏仁12g　桔梗12g　百部18g　甘草6g。

上方连进3剂后，此病得瘥。

两太阴合治

一、药物组成

麻黄12g　荆芥12g　薄荷12g

杏仁12g　桔梗12g　法夏12g

陈皮12g　枳壳18g　厚朴18g　甘草6g

二、主治病证

风寒袭肺兼脾失健运之发热、恶寒、咳喘、痰多、脘闷不适、纳食不香，舌质淡、苔白厚，脉浮滑之症。

【按】明·李中梓提出“脾为生痰之源，肺为贮痰之器”之理论。

风寒袭肺，卫阳被遏，故见恶寒、发热；肺气宣发、肃降失常，肺气上逆作咳喘；肺不布津，津液停聚成痰，故见痰多；脾胃素虚或湿邪困脾，脾失健运，故见脘闷不适，纳食不香，脾不散津，停聚于肺中为痰。舌质淡苔白厚、脉浮滑，皆为痰湿内蕴之证。

方中麻黄、荆芥、薄荷发汗解表，祛邪外出，使风寒之邪随汗而解；杏仁、桔梗、甘草宣肃肺气，止咳化痰，祛肺中之痰；麻黄与杏仁配伍一宣一降，以恢复肺之宣降，加强宣肺平喘之功。以上诸药共治手太阴肺经之证。法夏、陈皮、枳壳、厚朴共奏理气健脾，燥湿化痰之功，以杜绝生痰之源，共治足太阴脾经之症。两太阴合治，共奏解表、宣肺止咳、燥湿健脾化痰之功。

三、煎服法

以上诸药用开水浸泡30分钟，煎沸3分钟，去上沫。一日一剂，一剂三次。温服，避风寒，慎起居。

四、临床加减运用

若表证不重者可去荆芥、薄荷，有食滞者可加生山楂、生麦芽、炒莱菔子等。

五、验　案

冯某某，女，76岁，祥云人。

平素咳嗽、痰多、喘促十余年，经西医诊断为肺心病3年余。于2016年3月6日来诊，症见：咳嗽，痰多、色白、呈泡沫状，胸闷，短气喘息，劳则加重，夜间喘咳尤甚，难以平卧入寐。此系平素“宿痰”内伏，脾失健运，内湿重生，湿聚成痰，两痰相加，痰浊壅肺而成此证，法当肺脾同治、健脾化痰、宣肺止咳，方用两太阴合治。方药如下：

麻黄12g　杏仁12g　桔梗12g　陈皮12g　法夏18g　厚朴18g　枳壳18g　甘草6g。

上方连进7剂后，咳嗽、喘促、胸闷已明显缓解，夜间能平卧，仍时咳嗽、痰少、口干，舌质暗、苔薄白。久咳耗气伤阴，遂拟以滋阴润肺止咳治疗。处方如下：

南沙参18g　麦冬18g　天冬18g　前胡18g　桔梗12g　紫菀18g　白及18g　甘草6g。

连进7剂后，咳嗽、喘促日渐平息，嘱其平素避风寒、慎起居。

羌杏汤

一、药物组成

羌活18g　藁本18g　白芷18g

黄芩18g　杏仁12g　桔梗12g

百部18g　甘草6g

二、主治病证

外感风寒湿邪，内兼肺气不利之发热、恶寒、无汗、头重如裹、肢体酸楚疼痛、咳嗽等症。

【按】清·薛雪《外感湿热篇》“湿热证，恶寒无汗，身重头痛，湿在表分，宜藿香、香薷、羌活、苍术皮、薄荷、牛蒡子等味。”

外感风寒湿邪，正气为湿所遏故发热、恶寒、无汗；湿性重着，困阻气机，则头重如裹、肢体酸楚疼痛；风寒湿邪袭表，肺卫不利，肺气上逆作咳。

本方中羌活、藁本、白芷发汗解表，除湿止痛，三味均为芳香辛散之品，以透邪外出；宾川县居民喜食辛香燥热、肥甘厚腻之品，防湿邪热化故以黄芩清热燥湿，未病先防，杏仁、桔梗、百部、甘草宣肃肺气，止咳化痰。诸药配伍共奏辛温解表、发汗祛湿兼宣肺止咳之功。

三、煎服法

以上诸药用开水浸泡1小时，煎沸即可，勿过煎。一日一剂，一剂三次。温服，避风寒，慎起居。

四、注意事项

本方所用药物大多具有味辛发散之性，煎法强调“香气大出，即取服，勿过煎”。

五、验　案

赵某某，女，36岁，牛井人。

2016年7月23日来诊，刻下症见：全身酸痛、头重痛、咽痛、咳嗽痰多、纳眠可、大便干，舌质红、苔黄厚，脉浮。此系外感风寒湿邪内兼肺气不利所致，以羌杏汤治疗。处方如下：

羌活18g　藁本18g　白芷18g　杏仁12g　桔梗12g　浙贝母18g　黄芩18g　甘草6g。

服药后微微汗出，咽痛、咳嗽减轻，继进2剂后，病愈。

加味麻杏石甘汤

一、药物组成

麻黄12g　荆芥12g　薄荷12g
石膏（先煎）30g　瓜蒌壳18g　杏仁12g
桔梗12g　甘草6g

二、主治病证

外感风邪，热郁于肺之恶寒、身热、有汗或无汗、咳逆气急、喘促、痰黄稠、口渴欲饮等症。

【按】风寒束表，卫气被遏，故见恶寒、身热、无汗；风热之邪郁而化热，壅遏于肺，肺气上逆，故咳逆气急、喘促；热灼津液为痰，故见痰黄稠；热甚伤津，故口渴欲饮。

方中麻黄、荆芥、薄荷疏风解表，轻宣肺气，祛在表之寒；石膏清泄肺热，与麻黄相伍清宣并施使肺系之急得以缓解故咳喘自平；瓜蒌壳清热化痰，加强石膏清里之功并防热灼津成痰为患；杏仁、桔梗、甘草止咳祛痰，麻黄与杏仁配伍一宣一肃以恢复肺之宣降加强平喘之力。诸药配伍共奏疏风宣肺，清肺平喘之功。

本方即汉·张仲景《伤寒论》中麻黄杏仁石膏甘草汤原方加入荆芥、薄荷、瓜蒌壳、桔梗四味药，加强了解表清里之力，临证疗效甚佳。

三、煎服法

以上诸药用开水浸泡1小时，煎沸3分钟，去上沫。一日一剂，一剂三次。温服，避风寒，慎起居。

四、验　案

解某某，男，63岁，宾川县鸡足山镇人。

患者于2016年11月25日来诊，已咳嗽2周余，在家自服中成药无缓解，刻下症见：鼻塞、时流清涕、咳嗽、干咳少痰、气逆则作呛咳、胸闷、喘促，无发热、恶寒、全身酸痛等症，舌边尖红、苔薄黄，脉浮。此系外感风寒、邪热壅肺所致，遂以加味麻杏石甘汤治之。处方如下：

麻黄12g　荆芥18g　薄荷18g　杏仁12g　桔梗12g　石膏30g　瓜蒌壳18g　甘草6g。

服用3剂后鼻塞、流涕缓解，咳嗽明显减少，仍时感胸闷、喘促，上方继进2剂后，诸症皆息。

羌黄汤

一、药物组成

羌活18g　藁本18g　白芷18g

川黄连9g　黄芩18g　黄柏18g

板蓝根18g　甘草6g

二、主治病证

风湿伤表，湿热内蕴之发热、恶寒、有汗或无汗、头闷胀痛、肢体酸痛、口干渴不欲饮、心烦溺黄、咽痛、牙痛、舌质红苔黄厚。

【按】风湿伤表，邪正相争，故见发热、恶寒、无汗；湿性重浊困阻气机则头胀闷，肢体酸痛；湿热内蕴，故见口干不欲饮，舌质红、苔黄厚；气分热甚，故见咽痛、心烦、溺黄、牙痛。

本方中羌活、藁本、白芷发汗解表、除湿止痛，使在表之风湿随汗而解；川连、黄芩、黄柏清热燥湿，泻火解毒，使在里之湿热从内而消；板蓝根、甘草清热解毒，凉血利咽，增强三黄清热之功并防邪热耗血、动血之臾。诸药配伍共奏发汗祛湿解表、泻热燥湿清里之功。

三、煎服法

以上诸药用冷水浸泡1小时，煎沸即可，勿过煎。一日一剂，一剂三次。温服，避风寒，慎起居。

四、临床加减运用

若大便秘结者，加番泻叶以泻热通腑。

五、验　案

汪某某，女，5岁，太和农场人。

患者发热2小时，于2016年12月15日来诊，刻下症见：发热（38.9度）、恶寒、头重痛、流黄涕、咽痛、唇红干燥、大便三日未行、神差，舌质红、苔薄黄。此系外感风湿、湿热内蕴、腑气不通所致。拟以发汗祛湿解表，泻热燥湿清里之羌黄汤治疗。处方如下：

羌活12g　藁本12g　白芷12g　川黄连9g　黄芩12g　黄柏12g　甘草6g　番泻叶9g。

服药1剂后，次日下午解出干大便颇多后热退、咽痛减轻，遂投以解表止咳饮1剂后，病得愈。

【按】该病例为纯中医退热之典型，该病获效之速，关键因素还在于患者父母亲信赖中医治疗。辨证准，用药精，中药在治疗发热等疾病方面并不比西医慢。

苍耳散加味方（一）

一、药物组成

苍耳子12g　辛夷花（包煎）12g　白芷18g
薄荷12g　蝉蜕12g　金银花12g
连翘18g　蔓荆子18g　桔梗12g
甘草6g

二、主治病证

鼻渊之风热证。症见：发热、微恶风寒、鼻塞、鼻流黄浊涕、头痛以前额为甚、时咳嗽。

【按】《类证治裁》记载“鼻塞甚者、往往不闻香臭，有脑漏成鼻渊者，由风寒入脑，郁久化热……”

风热之邪从口鼻而入，肺气失宣，浊邪上逆，故见发热、鼻塞、鼻流浊涕；风热上扰清窍，故见头痛，以前额为甚，肺气不利，故见咳嗽。

本方中蝉蜕、薄荷、金银花、连翘疏散风热以祛邪外出；苍耳子、辛夷花、白芷宣通鼻窍，除湿化浊；蔓荆子清利头目，和薄荷、白芷共除头痛；桔梗、甘草宣肺止咳，防表邪入里。诸药配伍共奏疏散风热、宣通鼻窍之功。

本方即宋·严用和《重订严氏济生方》中苍耳散加蝉衣、蔓荆子、金银花、连翘、桔梗、甘草六味药，加强了疏散风热、宣通鼻窍之力，临证疗效甚佳。

三、煎服法

先将辛夷花用纱布包好后，同以上余药用冷水浸泡1小时，煎沸即可，勿过煎。一日一剂，一剂三次。温服，避风寒，慎起居。

四、验　案

赵某某，女，10岁，祥云人。

患者平素患头痛、鼻塞已一年余，经西医摄片检查为鼻窦炎。2016年11月25日来诊，症见：鼻塞、鼻流脓浊涕，香臭不知，头痛以前额闷痛为甚，大便干结，舌质红、苔薄黄，脉浮数。此乃风热犯肺、肺胃积热所致，拟以疏散风热、宣通鼻窍之苍耳子散加味方（一）治疗。处方如下：

苍耳子12g　辛夷花（包）12g　薄荷12g　白芷12g　蝉蜕12g　蔓荆子12g　桔梗9g　银花12g　连翘12g　甘草6g。

服药3剂后，鼻塞、头痛减轻，鼻流脓浊涕减少，上方继进3剂后，诸症得瘳。

苍耳散加味方（二）

一、药物组成

苍耳子12g　辛夷花（包煎）18g　白芷18g
薄荷12g　羌活18g　藁本18g
防风18g　蔓荆子12g　川芎12g
甘草6g

二、主治病证

鼻渊之风湿证。症见：恶风、头身重痛、鼻塞、流清涕不止。

【按】风湿伤表，困阻气机故见恶风、头身重痛；肺气失宣，浊阴上逆故见鼻塞、流清涕不止。

本方中羌活、藁本、防风祛风除湿、止痛，使风湿之邪随汗而解；苍耳子、辛夷花、白芷宣通鼻窍、除湿化浊；蔓荆子清利头目，和薄荷、白芷共除头痛；川芎活血、祛风止痛；甘草调和诸药。诸药配伍共奏祛风胜湿、宣通鼻窍之功。

本方即宋·严用和《重订严氏济生方》中苍耳散与汉·李东垣《脾胃论》中羌活胜湿汤合方去独活而成，加强了祛风胜湿、宣通鼻窍之力，临证疗效甚佳。

三、煎服法

先将辛夷花用纱布包好后，同以上诸药用冷水浸泡1小时，煎沸即可，勿过煎。一日一剂，一剂三次。温服，避风寒，慎起居。

四、验　案

张某某，女，71岁，太和村人。

患者有鼻炎病史1年余，于2014年9月16日来诊，刻下症见：头痛、全身酸痛、自觉发热、恶寒、鼻塞、流清涕如注、纳眠可、二便调，舌质淡、苔白，脉浮。此乃外感风寒湿邪、肺气不利所致，拟以祛风胜湿、宣通鼻窍之苍耳子散加味方（二）治疗。处方如下：

苍耳子12g　辛夷花（包）12g　薄荷12g　白芷18g　羌活18g　藁本18g　川芎12g　蔓荆子12g　苍术18g　甘草6g。

服药2剂后头痛、全身酸痛、恶寒缓解，鼻塞、流清涕减轻，上方继进2剂后诸症消失。

加味玄麦甘桔汤

一、药物组成

玄参18g　麦冬18g　桔梗12g

蝉蜕12g　薄荷12g　杭菊花12g

金银花12g 甘草6g

二、主治病证

喉痹之风热伤肺，气阴两伤证。症见：咽喉干燥不适、有异物感、灼热疼痛、声音嘶哑、咳嗽无痰或痰少而黏等。

【按】咽喉为肺胃之门户，风热伤肺，耗气伤津，咽喉失于濡养，故见咽喉干燥，灼热疼痛，声音嘶哑；虚火灼津，炼液为痰，痰气交阻，故见咽中异物感，痰少而黏难咯。

本方以蝉蜕、薄荷疏散风热，祛邪外出；金银花、杭菊花加强蝉蜕、薄荷之疏散风热之力，并能清热解毒，以防热邪继伤气津；玄参、麦冬滋阴清肺；甘草、桔梗宣肺，祛痰、止咳。诸药配伍共奏疏散风热、滋阴清肺利咽之功。

本方即《中药成药制剂手册》中玄麦甘桔汤加蝉蜕、薄荷、金银花、杭菊花四味药，增加了疏散风热之力，临床疗效甚佳。

三、煎服法

以上诸药用开水浸泡1小时，煎沸即可，勿过煎。一日一剂，一剂三次。

四、注意事项

忌服辛辣香燥之品。

五、验　案

杨某某，女，27岁，下关人。

患者有吸烟史2年余，于2016年9月3日就诊，咽干痛3月余，刻下症见：咽痛、咽干痒不适，无鼻塞、咳嗽，舌质红、苔薄黄，脉浮。患者长期吸烟，燥热内生，耗伤肺津，咽喉失于濡润而成咽干、痛之症。拟以加味玄麦甘桔汤治疗。处方如下：

玄参18g 麦冬18g 桔梗12g 金银花12g 杭菊花12g 蝉蜕12g 薄荷12g 甘草6g。

上方连进5剂后诸症消失。嘱患者戒烟以防复发。

宽胸蠲饮方

一、药物组成

法半夏18g　茯苓18g　枳壳18g
瓜蒌壳18g　干姜12g　葶苈子（包煎）18g
川黄连9g　甘草6g

二、主治病证

悬饮之饮停胸胁证。症见：咳嗽、胸胁胀闷、咳唾饮痛、呼吸困难，甚则咳逆气、喘息促，不能平卧。

【按】《金匮要略》痰饮咳嗽病脉并治第十二“饮后水流在胁下，咳唾饮痛，谓之悬饮。”水饮停于胸胁，络道被阻，肺失宣肃，故见咳嗽、咳唾引痛；甚则肺气上逆，故见咳逆气喘息促，不能平卧；胸中气机不利，故见胸胁胀闷不舒。

痰、饮、水、湿同源异名，均为水液代谢失调的病理产物。故本方用法半夏、茯苓燥湿化痰，用枳壳、瓜蒌壳行气宽胸和络。《金匮要略》提出“病痰饮者，当以温药和之。”故用干姜、法半夏温肺化饮；葶苈子、甘草泻肺行水；水饮困阻气机，气机不利郁而化热，故用川黄连泻热兼能燥湿。诸药配伍共奏行气宽胸、祛湿化饮之功。

三、煎服法

先将葶苈子用纱布包好后，同以上诸药用开水浸泡30分钟，煎沸5分钟，一日一剂，一剂三次，温服。

四、验　案

梁某某，男，46岁，山东青岛人。

患者患肺腺癌、恶性胸腔积液2月余采取纯中医治疗，于2015年11月15日初诊。刻下症见：咳嗽、胸闷、喘促、咳唾饮痛、夜间不能平卧，舌质淡、苔水滑，脉沉。此乃饮停于胸胁之悬饮证，遵“病痰饮者，当以温药和之”，故拟宽胸蠲饮方治之。处方如下：

法半夏18g　茯苓18g　枳壳18g　瓜蒌壳18g　干姜18g　葶苈子（包煎）18g　川黄连9g　甘草6g。

因路途遥远，患者就诊不便，遂共进上方2个月后感胸闷胀、喘促已明显缓解，自觉身体轻松不少，仍咳嗽时感胸闷不适。复查CT：①右肺下叶基底段周围型肺癌并右侧胸膜转移。②右肺多发小结节，较前改变不显著。胸腔内未见明显积液。继守上方加重楼12g连进1月后，复查CT：胸腔未见明显积液。后予以抗肿瘤药物治疗。

养阴润肺汤

一、药物组成

南沙参18g　麦冬18g　天冬18g
前胡18g　桔梗12g　紫菀18g
白及18g　甘草6g

二、主治病证

肺痨之肺阴亏虚证。症见：干咳，咳声短促或咯少量黏痰或痰中带血丝，血色鲜红，午后手足心热，皮肤干灼，口干咽燥，舌边尖红，苔薄，脉细数等。

【按】《古今医统·痨瘵门》指出“凡此诸虫……著于怯弱之人，……日久遂成痨瘵之证。”正气虚弱，感染痨虫，侵蚀肺脏，肺阴不足故见干咳、咳声短促；虚火灼伤肺络故见痰中带血色鲜红。午后手足心热，皮肤干灼，口干咽燥，舌边尖红、苔薄，脉细数，均为阴津不足之象。

《丹溪心法·痨瘵》：“治之之法，滋阴降火是澄其源也，消痰、和血、取积、追虫是洁其流也。医者何不以补虚为主，两兼去邪矣乎？”李老宗其治法，本方以沙参、麦冬、天冬滋阴润肺，培补正气；前胡、桔梗、紫菀、甘草宣肃肺气，止咳化痰；白及杀虫止血，标本兼治，以祛除病因；肺阴得复，肺燥得润，则咳嗽自愈。诸药配伍共奏滋阴润肺、杀虫止咳之功。

三、煎服法

以上诸药用冷水浸泡1小时，煎沸即可，勿过煎。一日一剂，一剂三次。

四、注意事项

忌辛辣香燥之品。

五、临床加减运用

潮热骨蒸甚者加桑白皮、地骨皮、银柴胡。

六、验　案

高某某，女，42岁，珠海人。

患者患结核性胸膜炎，经口服抗结核药3个月后症状改善，6月23日突然出现干咳、次频、喘促、胸痛，经多方治疗无效。遂于8月7日就诊，刻下症见：干咳、次频、胸痛、喘促、口干欲饮、大便干，舌质红、少苔。此系肺阴亏虚、失于濡润致咳，拟以养阴润肺汤治疗：

南沙参18g　麦冬18g　天冬18g　前胡18g　桔梗12g　紫菀18g　白及18g　甘草6g。

服药7剂后咳嗽基本消失，偶尔干咳，自觉身体虚弱，深吸气时胸痛，继守上方加地骨皮18g、银柴胡18g。服药7剂后偶尔咳嗽、胸痛，精神好。继守上法加减治疗3个月后复查CT，此病得愈。

脾系方

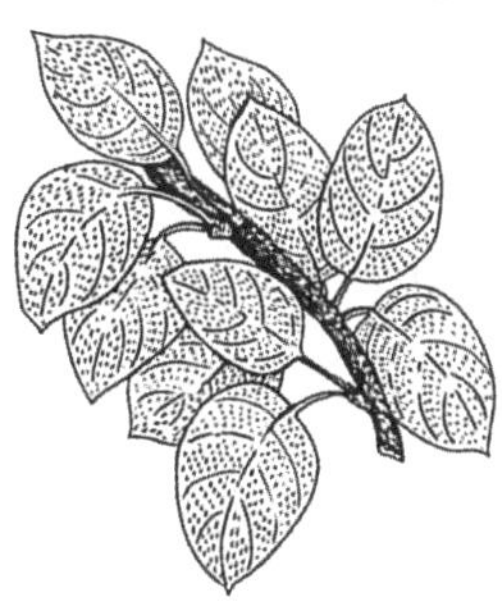

平胃散加减

一、药物组成

苍术18g　厚朴18g　陈皮12g　槟榔12g
枳壳18g　草豆蔻18g　莪术18g　香附18g
甘草6g

二、主治病证

湿滞脾胃证。脘腹胀满，不思饮食，口淡无味，恶心呕吐，嗳气吞酸，肢体沉重，怠惰嗜卧，常多自利，舌苔白腻而厚，脉缓。

【按】李老临床常用此方治疗肿瘤放化疗后胃肠功能紊乱、慢性胃炎、胃及十二指肠溃疡见上述症状者，以脘腹胀满，舌苔厚腻为辨证要点。

本方为治疗湿滞脾胃的基础方。脾为太阴湿土，居中州而主运化，其性喜燥恶湿，湿邪滞于中焦，则脾运不健，且气机受阻，故见脘腹胀满、食少无味；胃失和降，上逆而为呕吐恶心、嗳气吞酸；湿为阴邪，其性重着黏腻，故为肢体沉重、怠惰嗜卧；湿邪中阻，下注肠道，则为泄泻。治当以燥湿运脾为主，兼以行气和胃，使气行则湿化。方中以苍术为君药，以其辛香苦温入中焦，能燥湿健脾，使湿去则脾运有权，脾健则湿邪得化。湿邪阻碍气机，且气行则湿化，故方中臣以厚朴，本品芳化苦燥，长于行气除满，且可化湿。与苍术相伍，行气以除湿，燥湿以运脾，使滞气得行，湿浊得去。陈皮、枳壳、香附、草豆蔻、槟榔为佐，理气和胃，燥湿醒脾，以助苍术、厚朴之力；莪术既行气止痛又消食化积，一药气、血、痰、湿、食同调；使以甘草，调和诸药，且能益气健脾和中。综合全方，燥湿与行气并用，燥湿以健脾，行气以祛湿，使湿去脾健，气机调畅，脾胃自和。

三、煎服法

本方煎汤服，一日一剂，一剂三次，孕期不可服用。

四、验　案

某女，49岁，2015年8月6日初诊。

病史：2015年1月因进行性消瘦，贫血，胃脘胀满、隐隐作痛、厌食纳差、恶心呕吐、嗳气反酸、大便色黑，前往某院就诊，大便潜血（+++），胃镜检查发现胃小弯肿瘤，表面溃烂，易出血，病理活检为胃腺癌，收住院行肿瘤切除术，并行化疗，四个周期化疗后患者胃肠功能紊乱加重，遂前往本门诊就诊。

症状：恶心呕吐，呕吐物为食物残渣，甚则清水痰涎，纳差腹胀，大便时溏时秘，四肢无力，闻油腻腥味恶心呕吐加重，诊面色萎黄无光，神差，四肢瘦削，语低声微，有口气，舌淡胖、苔白厚腻，脉沉细无力稍弦。

辨证：脾虚湿盛，正虚邪实。

治法：健脾行气化湿，消积解毒散滞。

处方：苍术18g　厚朴18g　陈皮12g　槟榔12g　枳壳18g　草豆蔻18g　莪术18g 香附18g　甘草6g。

七剂，每日一剂，冷水煎服分三次服用，连服七日。2015年8月13日复诊，服药后肠鸣矢气，大便量增多，稍欲饮食，体力较前增强，食欲增加，胃脘部不适，时而恶心，效不更方；续服七剂后复诊易方为藿香正气加减，在随访中患者自述全身症状大为减轻，至今仍坚持服用中药每日一剂。李老在治疗该类患者时，谨守脾胃为后天之本、升降之枢，以益气健脾、行气化滞为治疗大法。

平胃散加减变方（一）

一、药物组成

苍术18g　厚朴18g　陈皮12g

槟榔12g　枳壳18g　泽泻18g

猪苓18g　车前子（包煎）12g　甘草6g

二、主治病证

湿滞脾胃、腹泻。

【按】本方在前方基础上易草豆蔻、莪术、香附为泽泻、猪苓、车前子。后三者均有利水作用，李老常用于湿性泄泻，有“利小便以实大便”之意。同时本方还用于肾病综合征见湿盛水肿、小便不利者，病机为湿滞脾胃，脾主运化水液功能失司，故燥湿运脾药与利水渗湿药同用，共奏燥湿、运脾、利水之功。

三、煎服法

煎汤服，一日一剂，一剂三次，本文不可久服，中病即止。孕期不可服用。

四、验　案

某男，18岁，2015年8月14日就诊。

病史：患者四天前参加婚礼进食过多、过杂而致腹泻，初发打嗝为酸腐味，瀑注下迫，泄下物稀烂秽臭，里急后重，自已服用黄连素及健胃消食片后症状减轻，然腹泻不止，腹泻物为清水，无酸腐味，小便少。

症状：泄下清稀，四肢困倦，神差，厌油腻，小便少。舌淡，苔腻，脉濡滑。

辨证：湿滞小肠。

治法：前后分消，利湿化浊。

处方：苍术18g　厚朴18g　陈皮12g　槟榔12g　枳壳18g　泽泻18g　猪苓18g　车前子（包煎）12g　甘草6g。

三剂，每日一剂，冷水煎服分三次服用，连服三日，嘱务必复诊。因分利走泄不可长期运用，恐伤津液，故中病即止。该患者一开始是伤食泄，运用消食药后食积化，然湿停，故以湿盛泄泻为主，李老在治疗该类泄泻时，常化湿、分湿、利湿同用，该处方便是三法共用，上方与平胃散合五苓散交替使用，根据患者服药后的症状改变，常用藿香正气散、六君子汤、参苓白术散善后。

平胃散加减变方（二）

一、药物组成

苍术18g　厚朴18g　陈皮12g

槟榔12g　枳壳18g　羌活18g

藁本18g　白芷18g　甘草6g

二、主治病证

太阳与太阴同病，太阳穴痛，劲项强痛，寒热往来，胃脘痞满，舌苔白腻，脉浮滑。

【按】本方为李老常用方之一，问诊时紧扣患者发热、胃痞同时出现，头痛以太阳穴痛为主，在诊断后常嘱患者煎药时冷水浸泡 15 分钟，水沸即可，切不可久煎；频服，服后避风，覆被以汗出为佳。经反复临床验证，该方退热速度堪比退烧药。可见，辨证准确，用药精准，中药在某些急症上并不比西药慢。

三、煎服法

煎汤服，一日一剂，一剂三次，本方孕期不可服用。

四、验　案

某女，32岁，2015年8月14日就诊。

病史：患者昨日在田间劳作甚渴，喝冷水后腹痛腹泻，头痛欲裂，寒热往来，前往县医院就诊，查血白细胞升高，因肥达反应结果未出，并未下明确西医诊断。

症状：寒热往来，头痛欲裂，以太阳穴、眉棱骨疼痛为甚，腹痛腹泻，瀑注下迫，泻下物清稀，口干欲热饮，诊其舌淡、苔白腻，脉浮滑数。

辨证：湿郁卫分。

治法：疏风解表，利湿化浊。

处方：苍术18g　厚朴18g　陈皮12g　槟榔12g　枳壳18g　羌活18g　藁本18g　白芷18g　甘草6g。

一剂，冷水浸泡1小时，水沸即可；服用一日，频服；服后避风，覆被以汗出为佳；嘱其明日复诊。根据患者是否退热为主要辨证依据，考虑下一步治疗方案，一般患者按医嘱煎服，一剂即退。若不退，根据患者临床表现，处以白虎汤加藿朴夏苓汤或小柴胡汤合藿香正气散加减进行治疗。对该位患者，虽然西医未下明确诊断，但根据临床表现及病史可诊断为伤寒。李老在临床中，常说“抓主证”三字对我们的影响颇深，可借助西医诊断对中医辨治提供思路，而在西医诊断不明确的情况下，抓住患者主要临床症状，紧扣病机，辨证施方。

平胃散加减变方（三）

一、药物组成

苍术18g　厚朴18g　陈皮12g

槟榔12g　枳壳18g　草豆蔻18g
芦子18g　干姜12g　肉桂12g
丁香9g

二、主治病证

胃脘隐痛，喜温喜按，宿谷不化，泛吐清水，面色苍白，大便溏泄，神疲肢冷，舌质淡，舌边有齿印，苔白腻，脉沉缓或沉滑。

【按】李老常用于治疗消化系统肿瘤放化疗后见脾胃阳虚者。本方在平胃散基础上加干姜、芦子、肉桂、丁香，在燥湿运脾基础上加温胃散寒的药，标本兼治。

三、煎服法

煎汤服，一日一剂，一剂三次，孕期不可服用。

四、验　案

某女，19岁，2015年8月20日就诊。

病史：患者诉平日手脚冰凉，即使炎炎夏日也不暖和；昨日因食冰激凌和冰咖啡后胃脘疼痛，喝热水后缓解，平时食后腹泻，晨起腹泻，便溏；有痛经史。诊其面白体瘦，舌淡、苔白，脉沉。

症状：胃脘冷痛，得暖则舒，声低语微，倦怠乏力，四肢冰冷，喜卧喜静。

辨证：脾阳虚。

治法：温阳健脾，行气暖胃。

处方：苍术18g　厚朴18g　陈皮12g　槟榔12g　枳壳18g　草豆蔻18g　芦子9g　干姜12g　肉桂12g　丁香9g。

七剂煎服，一日一剂，一日三次，嘱患者注意饮食，忌食寒凉酸冷，注意腹部保暖。长居宾川（干热气候）的人群很少有先天脾阳虚的患者，我们在临床中也很少遇见。分析出现脾阳虚证的患者大抵是因贪凉喜食冷饮，伤了脾阳，阳虚湿困不化之证。对于该类患者，李老认为切忌运用寒凉药，要辨准是真热还是假热，是真寒还是假寒后方可施药，同时遣方用药不可拘泥。在宾川这片热土上以热证居多，但并不排除寒证的存在，灵活遣方是中医的精髓。

平胃散加减变方（四）

一、药物组成

苍术18g　厚朴18g　陈皮12g
生山楂18g　生麦芽18g　乌梅9g
苏梗18g　益母草18g　甘草6g

二、主治病证

肾病见湿滞脾胃，水湿泛溢肌肤，不思饮食，口淡不渴，小便不利，蛋白尿、血尿，面色苍白，舌淡、苔白腻，脉沉滑者。

【按】脾主运化，运化输布失常，以致水湿泛滥，流于四肢。脾虚不能制水，以致水湿内停，泛溢肌肤；甚至水血相搏，停水积饮。本方以平胃散为主方，取其燥湿和胃之功，为何李老会用生山楂、生麦芽、乌梅、苏梗、益母草呢？生山楂、生麦芽具有消脂的功能，肾病常伴随高脂血症，二者还有消食消积之功，同时，生山楂和益母草具有活血的功效。李老认为蛋白尿的产生与淤血有关。益母草，始载于《神农本草经》，其味辛、苦，性微寒；归心，肝，膀胱经，具有活血调经、利水消肿、清热解毒的功效，可用于治疗血滞经闭，痛经，经行不畅，产后恶露不尽，瘀滞腹痛；水肿小便不利；跌打损伤，疮痈肿毒等症，其活血功著，素有“血家圣药”之称。《本草求真》载：“消水行血，祛瘀生新。”现代药理研究表明，益母草能降低血液浓度及血浆黏度，益母草碱具有明显的利尿作用；乌梅有敛阴之功，使全方燥而不伤阴；苏梗宽胸理气，还有利水的功效。该方为李老治疗蛋白尿的常用方剂。

三、煎服法

煎汤服，一日一剂，一剂三次，孕期不可服用。

四、验　案

某男，19岁，2015年8月21日就诊。

病史：患者因沉迷于游戏，在网吧接连通宵七天后突然晕倒，送至某院诊断为肾病综合征，全身水肿，尿蛋白（+++），一日尿量400毫升，电解质紊乱，精神萎靡、厌食，诊其面白肢肿，舌暗淡、苔白腻，舌体胖大有齿痕，脉沉滑，在医院住院治疗，因症状未改善前往本门诊就诊。

症状：全身水肿，尿蛋白（+++），一日尿量400毫升，精神萎靡、厌食。

辨证：脾湿水泛。

治法：健脾化湿利水。

处方：苍术18g　厚朴18g　陈皮12g　生山楂18g　麦芽18g　乌梅9g　苏梗18g　益母草12g　甘草6g。

七剂煎服，一日一剂，一日三次，嘱患者静卧休息，切忌劳累。三剂后患者家属来告知李老患者尿量增加，李老嘱患者续服原方，七剂后复诊。复诊时患者水肿稍消退，在原方基础上，李老选用补中益气汤加利水药（猪苓、泽泻、车前子）等常规药与本方交替使用，再服用两个疗程后更方为自创益气固本汤益气健脾补肾。这是李老治疗肾系疾病的思路。

平胃散加减变方（五）

一、药物组成

苍术18g　厚朴18g　陈皮12g

槟榔12g　枳壳18g　草豆蔻18g

三棱18g　莪术18g　重楼12g

甘草6g

二、主治病证

消化系统肿瘤邪盛而正不衰期、乙肝、肝硬化见胃脘痞满、腹部疼痛、面色晦暗无光，舌暗红有淤点，苔腻。

【按】本方以平胃散为基础，加理气活血化瘀、软坚散结、清热解毒药，使全方活血软坚而不伤正。三棱、莪术为李老常用药对，具有理气破血软坚之功，李老常用于治疗椎体病、子宫肌瘤、肝硬化而见淤血证者。经现代药理实验研究，中药重楼可通过诱导肿瘤细胞凋亡、抑制肿瘤细胞增殖、诱导肿瘤细胞分化、抑制肿瘤细胞转移、调节机体免疫等机制发挥抗肿瘤的作用，李老常用于肿瘤邪盛正不虚的患者。对于乙肝患者，李老常根据患者症状易三棱、莪术、重楼为黄芩、贯众、板蓝根，后三味药具有清热解毒利湿的作用，现代药理研究还发现后三味药具有抗乙肝病毒的作用；对于有慢性胃炎属湿热证的患者，李老常易后三味药为川黄连、黄芩、蒲公英，三者具有清热利湿解毒之功，现代药理研究还具有抗HP的功效；而对于肝胆类疾病见于黄疸属阳黄者，李老常易后三味药为茵陈、青叶胆、猪苓，利湿退黄而不伤阴；对于肝胆类疾病见于黄疸属阴黄者，李老又变方为茵陈、青叶胆、泽泻、猪苓加理中汤。

三、煎服法

煎汤服，一日一剂，一剂三次，孕期不可服用。

四、验　案

某男，25岁，2015年9月1日初诊。

病史：患者三年前体检发现乙肝大三阳，因无明显症状便未治疗，半月前体检提示脾肿大，血小板降低，自觉口苦、乏力、厌食，脘痞，大便稀溏，故前来就诊，初诊时患者面色黑夹青，舌质红、苔黄腻，脉弦滑。

症状：腹满痞胀，纳差便溏，口苦厌食，乏力神差。

辨证：肝脾湿热证。

治法：清利湿热，扶正驱毒。

处方：方一

苍术18g　厚朴18g　陈皮12g　槟榔12g　枳壳18g　草豆蔻18g　三棱18g　莪术18g　重楼12g　甘草6g。

方二

苍术18g　厚朴18g　陈皮12g　槟榔12g　枳壳18g　草豆蔻18g　黄芩18g　板蓝根18g　贯众18g。

各三剂，交叉服用，一日一剂，一剂三次，冷水煎服，嘱患者注意休息，忌食腌制食品，忌烟酒。因患者年轻体壮，其症状也提示是正不虚邪盛的阶段，湿热为盛，理当清利湿热为主。对于乙肝甚至肝病的治疗，李老尤其强调病程的询问，根据邪正的虚实处方用药。本例患者虽然长期患病，然其身体素质尚佳，且临床症状也提示是邪盛正不虚的阶段，故可放心运用驱邪药。

平胃散加减变方（六）

一、药物组成

苍术18g　厚朴18g　陈皮12g

槟榔12g　枳壳18g　草豆蔻18g

莪术18g　金钱草18g　郁金18g

茵陈12g

二、主治病证

慢性胆囊炎、胆结石。

【按】李老对于治疗肝胆类疾病大都从脾胃论治，该方是其学术思想的代表汤头，以平胃散为基础方再加三味治疗胆结石的药，不论从药物主次配伍还是药量比例都体现了李老重脾胃的思想。大部分慢性胆囊炎、胆结石的患者都有胃脘痞满、口苦的症状，平胃散能缓解以上症状。同时，郁金、茵陈具有疏肝利胆的作用，金钱草有消结石的作用，全方配伍精简严谨，肝胃同调，重视脾胃的枢纽作用及肝胆的疏泄功能。而对于慢性胆囊炎、胆结石、黄疸明显且为阳黄者，李老常加茵陈、泽泻、猪苓祛湿、退黄、利胆。

三、煎服法

煎汤服，一日一剂，一剂三次，孕期不可服用。

四、验　案

某女，47岁，2015年9月12日就诊。

病史：患者因口苦、面黄、腹胀至某院就诊，诊断为慢性胆囊炎；随后至本门诊就诊，诊见面色鲜黄，巩膜稍微黄染，舌质红、苔黄腻，脉弦滑。

症状：腹满痞胀，纳差便秘，口苦厌食，厌食油腻，右肩背酸痛，进食鸡蛋油腻食物后加重，大便2~3日一行。

辨证：胆腑郁热。

治法：清利湿热，疏肝利胆。

处方：苍术18g　厚朴18g　陈皮12g　槟榔12g　枳实18g　草豆蔻18g 莪术18g　金钱草18g　郁金18g　茵陈12g。

七剂，一日一剂，一剂三次，冷水煎服，忌食油腻，按时早餐，保持心情愉悦。胆囊炎、胆结石等疾病与体质和饮食有关，同时也与七情有关。李老在治疗肝胆系疾病时，大多加上疏肝药，如合欢皮、郁金、茵陈、柴胡等，以疏泄脾胃肝胆气机为主。

平胃散加减变方（七）

一、药物组成

苍术18g　厚朴18g　陈皮12g

槟榔12g　枳壳18g　柴胡12g

粉葛18g　藿香18g　黄芩18g

甘草6g

二、主治病证

湿疟。症见夏月湿性发热，热势不高，发热伴恶寒汗出，头痛呈闷胀感，头昏沉不舒，恶心欲呕，胃脘部胀闷不舒，神疲乏力，四肢酸软，手感呼出气为热气，舌淡，苔呈白黄相间、腻苔，大便稀溏。

【按】湿疟，素多痰湿，复感外邪，痰湿阻于少阳，和解少阳、祛湿和胃为治疗大法，柴平汤即小柴胡汤与平胃散合方，功可和解少阳，燥湿化痰和胃。李老巧用柴平汤加葛根、藿香，祛风化湿，湿走热退，效如桴鼓。对于邪伏募原而发热、憎寒壮热、胸闷呕恶、头痛烦躁、脉弦数、舌苔垢腻的患者，李老常用具有开达募原，辟秽化浊的达原饮加减治疗。

三、煎服法

煎汤服，一日一剂，一剂三次，孕期不可服用。

四、验　案

某女，27岁，2015年7月17日就诊。

病史：患者因发热头痛就诊，自述因淋雨后头痛，恶心欲呕，胃脘部胀闷不舒，神疲乏力，四肢酸软，发热热势不高，随后至本门诊就诊，诊见面色萎黄，舌淡、苔厚腻，微微发黄，脉浮滑。

症状：头痛发热，恶心欲呕，胃脘部胀闷不舒，神疲乏力，四肢酸软，大便稀溏。

辨证：邪伏少阳，湿滞脾胃。

治法：和解少阳、祛湿和胃。

处方：苍术18g 厚朴18g 陈皮12g 槟榔12g 枳壳18g 柴胡12g 粉葛18g 藿香18g 黄芩18g 甘草6g。

三剂，一日一剂，一剂三次，冷水煎服，水沸即可。本例运用柴平汤加减治疗湿郁发热，李老认为该类发热与太阳发热的鉴别点在于热势的高低及脾胃症状的严重程度，湿性发热热势不高，缠绵而发，运用和解少阳枢机的方法使郁热得解，再运用祛湿的平胃散使湿邪得散，标本兼治。

平胃散加减变方（八）

一、药物组成

苍术18g 厚朴18g 陈皮12g
槟榔12g 枳壳18g 麦芽18g
山楂18g 炒莱菔子18g 法半夏18g
甘草6g

二、主治病证

食积，消渴，高脂血症。症见：纳差，腹胀，腹泻，呕吐，呃逆，或肥胖、睡眠呼吸暂停综合征、高脂血症的患者。

【按】对于肥胖、高脂血症、消渴等一系列代谢障碍的患者，李老常从痰湿来论治，除痰湿，当从脾胃中焦入手。部分患者反映服药后食欲大增，似乎与减肥相悖，李老常向患者解释，肥人多痰，减肥是减体内多余的水分，就是中医所认为的除湿，当脾胃运化功能好了，吃下去的五谷将化为精气补充人体所需，而不是化为废水。但是食欲恢复阶段，切忌肥甘厚味及暴饮暴食，饮食宜清淡、七分饱，脾胃靠养。

三、煎服法

煎汤服，一日一剂，一剂三次，孕期不可服用。

四、验　案

某男，34岁，2015年7月17日就诊。

病史：患者因空腹血糖升高、口渴就诊，自述因一年前嗜酒且生活饮食不规律而致突发酮症酸中毒入院治疗，诊断为糖尿病，无家族史。因口渴乏力遂至本门诊就诊，至今未服用西药控制血糖。诊见面色蜡黄，舌淡苔白厚腻，脉浮滑。

症状：乏力口渴，口渴欲热饮，小便频，纳差，偶头晕，神疲乏力，四肢酸软，大便稀溏，里急后重。

辨证：湿滞脾胃。

治法：祛湿和胃。

处方：苍术18g　厚朴18g　陈皮12g　槟榔12g　枳壳18g　麦芽18g　山楂18g　炒莱菔子18g　法半夏18g　甘草6g。

七剂，一日一剂，一剂三次，开水煎服，水沸即可。本方为李老治疗糖尿病等代谢性疾病的基本方。治疗消渴常用的方法是滋肺肾之阴，因患者表现为多饮、多尿、多食，李老认为抛开固定思维，单看患者的临床表现即典型的脾虚湿盛证，抓住患者主证，祛湿和胃。即使表面上并未运用专门降血糖的药，实际已通过健运脾胃，运化水湿而达到间接降血糖的效果。

平胃散加减变方（九）

一、药物组成

苍术18g　厚朴18g　陈皮12g
乌梅9g　枳壳18g　防己18g
薏苡仁18g　山楂18g　麦芽18g

二、主治病证

痛风，腹痛腹泻，胃痞，纳差，该方具有健脾利湿之功。

【按】对于痛风的辨治，李老认为痛风大多为湿邪作祟，湿困中焦，运化无力，湿聚关节，不通则痛；同时，痛风又有寒热之分。对于皮温不高、红肿不甚、舌淡、苔白腻的患者，常用该处方；而对于肤温高、红肿热甚、痛甚的痛风患者，李老常用四妙丸加减。

三、煎服法

煎汤服，一日一剂，一剂三次，孕期不可服用。

四、验　案

某男，28岁，2015年7月19日就诊。

病史：患者因右下肢足趾部红肿疼痛就诊，自述因嗜食啤酒、海鲜等辛香燥热食物且生活饮食不规律而致足趾部红肿热痛，西医诊断为痛风。因疼痛难忍、步行困难遂至本门诊就诊，至今未服用西药控制尿酸。诊见面色萎黄夹青，唇干红，舌红、苔黄厚腻，脉滑数。

症状：右下肢足趾部红肿疼痛，肤温升高，皮色鲜红，口渴欲冷饮，四肢酸软，大便稀溏，里急后重。

辨证：湿热下注。

治法：清利湿热。

处方：苍术18g　厚朴18g　陈皮12g　枳壳18g　防己18g　薏苡仁18g　牛膝18g　黄柏18g。

七剂，一日一剂，一剂三次，冷水煎服，水沸15分钟。忌食发物包括海鲜、啤酒、臭豆腐等肥甘厚味。对于痛风的治疗，李老常辨证为湿热或寒湿，主要根据患者的临床表现、局部症状和全身症状、体质来进行辨识。

藿香正气散加减

一、药物组成

藿香18g　厚朴18g　陈皮12g
茯苓18g　麦芽18g　山楂18g
炒莱菔子18g　枳壳18g　甘草6g

二、主治病证

外感风寒，内伤湿滞。见于发热恶寒，头痛，胸膈痞满，恶心呕吐。

【按】李老常用于急性肠炎夹外感风寒者，若腹痛者加木香；发热伴呕吐较严重者，加粉葛、法半夏；泄泻小便不利者，易麦芽、山楂、炒莱菔子为泽泻、猪苓；若泄清水样便，胃脘冷痛者，易麦芽、山楂、炒莱菔子为丁香、肉桂、干姜，温胃散寒祛湿。此方运用频率高，因宾川为亚热带河谷气候，宾川人民喜食寒凉香燥肥甘厚味，内外均易受湿邪，此方为祛湿夹风主方，根据患者症状在该方基础上加减变化，临床疗效佳。该方藿香为君，既以其辛温之性而解在表之风寒，又取其芳香之气而解在里之湿浊，可避秽和中而止呕，陈皮、茯苓燥湿理气；厚朴行气化湿，畅行中滞，气行则湿化。全方外散风寒与内化湿滞相伍，健脾利湿与理气和胃共施，使风寒外散，湿浊内化，气机通畅，脾胃调和，清升浊降，和中悦脾。

三、煎服法

煎汤服，一日一剂，一剂三次，孕期不可服用。

四、验　案

某女，34岁，2015年7月25日就诊。

病史：患者因腹泻发热就诊，自述因饮食不节腹泻后不慎淋雨而致发热，至某西医诊所输液3天，症状未解遂至本门诊就诊。诊见面色发白，眼球稍凹，呈痛苦貌，精神状态差，舌淡、苔白腻，脉浮滑。

症状：腹痛腹泻，发热，乏力，四肢困倦，头晕欲呕。

辨证：外感风寒，内伤湿滞。

治法：驱表寒，散湿滞。

处方：藿香18g　厚朴18g　陈皮12g　茯苓18g　麦芽18g　山楂18g　炒莱菔子18g　枳壳18g　甘草6g　羌活18g　藁本18g　白芷18g　防风18g。

三剂，一日一剂，一剂三次，冷水煎服，水沸即可。本方是在藿香正气散的基础上加减而成，内消食积散湿滞，外驱风寒。对于发热重的患者，李老一般还会加上羌活、藁本、白芷等驱风寒的药。

益脾养疳汤

一、药物组成

党参18g　白术18g　茯苓18g

陈皮12g　木香9g　乌梅9g

黄芪18g　大枣30g

二、主治病证

疳证。

【按】本方由四君汤去甘草加木香、乌梅、陈皮、黄芪、大枣组成。本证由乳食壅滞、脾虚失荣，气血两亏，影响生长发育的病证，相当于营养障碍的慢性疾病。积滞是乳食内积，脾胃受损而引起的肠胃疾病，临床以腹泻、便秘、呕吐、腹胀为主要症状，古人有“无积不成疳”“积为疳之母”的说法，对于疳有两种解释，一个“疳”就是甘，这是因为本病的起始是由于过食甘；另一个“疳”有“干”的含义，这是本病会出现消瘦、干瘪、气血不足的临床症状。本方党参、白术、茯苓、大枣、黄芪补脾益气，木香、陈皮运脾，乌梅和大枣酸甘化阴，安蛔。若有热结者加板蓝根，若胁痛气血两虚者加当归、杭芍。

三、煎服法

煎汤服，一日一剂，一剂三次，小儿依据体重酌情减量，外感者忌服。

四、验　案

患者李某，男，5岁。

病史：平素挑食，零食不离，自诉腹中痛，B超显示：肠系膜淋巴结肿大。

症状：面黄体瘦，舌淡红。

处方：党参18g　白术18g　茯苓18g　陈皮12g　木香9g　乌梅9g　黄芪18g　大枣30g。

服药七剂后腹痛全无，饮食大增，继服益气固本汤七剂后病愈。

【按】明代缪希雍提出，治疗脾胃时应以甘润脾阴为法，本方体现了甘而疏通，补而不燥，轻清柔润的特点。清·叶桂创造性地阐发了胃阴学说，他在《临证指南医案》指出：“太阴湿土得阳始运，阳明燥土得阴自安，以脾喜刚燥，胃喜柔润也”。

益气固本汤

一、药物组成

党参18g　白术18g　茯苓18g

甘草6g　　黄芪18g　大枣30g

黄精18g　薏苡仁18g

二、主治病证

脾胃气阴两虚证。症见：面色萎白、气短乏力、食少便溏、舌淡苔白、脉弱。

【按】本方由四君子汤加黄芪、大枣、黄精、薏苡仁组成，方中党参补中益气、养阴生津为君，佐以茯苓、薏苡仁健脾渗湿，黄芪、黄精、大枣、甘草益气调中，全方配合，益气健脾，资生气血，为补气养阴的基本方。

三、注意事项

煎汤服，一日一剂，一剂三次，邪甚气滞者忌服。

四、验　案

患者王某，女，42岁，患乳腺浸润性导管癌手术后，化疗三次，骨髓抑制，神疲乏力，纳呆肢困，舌淡苔白。血分析示：白细胞2.1×10^9个/L。

处方：党参18g　白术18g　茯苓18g　甘草6g　黄芪18g　大枣30g　黄精18g　薏苡仁18g。

服药七剂后患者神清气爽，可步行1公里不觉累，饮食增加，气色红润。

复查血象：白细胞升到3.2×10^9个/L。

处方：党参18g　黄精18g　黄芪18g　枸杞18g　石斛18g　麦冬18g　枣皮9g　女贞子18g　大枣30g。

病情稳定，嘱服药三年。

【按】此方为益脾养阴的基础方，化疗后有六大损害是西医无法解决的：①脾胃功能紊乱。②浅部及深部的黏膜受破坏。③放化疗的毒性堆积。④化疗后骨髓受抑制。⑤免疫系统受破坏。⑥残存癌细胞。上两方能够重建免疫系统，解决西医无法解决的六大问题。本方秉承了李皋和叶天士脾阳胃阴学说“甘寒滋润益阴之有益于脾”的方法而创立，以甘润脾阴为法。

香砂六君子汤加味

一、药物组成

党参18g　白术18g　茯苓18g
甘草6g　藿香18g　砂仁12g（吞）
黄芩18g

二、主治病证

（1）妊娠恶阻。

（2）呕吐之脾虚湿重证。

【按】本方由香砂六君子汤演化而来，香砂六君汤去法夏、陈皮、木香加藿香、黄芩。本方健脾益气和胃，化湿止呕，清热安胎。治疗妊娠期间脾虚不能运湿，湿阻中焦而化热之妊娠呕吐。四君子汤益气健脾，砂仁化湿开胃，理气安胎。藿香化湿醒脾、和胃止呕，黄芩清热止呕。现代研究证明，幽门螺杆菌感染是妊娠呕吐的原因之一，砂仁、黄芩对幽门螺杆菌有一定的抑制、减灭作用。

三、煎服法

煎汤服，一日一剂，一剂三次。

四、验　案

患者，女，29岁，停经75天，近日来恶心、呕吐、厌食，食入即吐，厌油腻，苔白腻，脉缓。

处方：党参18g　白术18g　茯苓18g　甘草6g　藿香18g　砂仁12g　黄芩18g。

上方：服药7剂而愈。

【按】孕后经血停闭，血聚冲任以养胎，冲脉气盛，胃气素虚，肝血愈虚，胃失和降，冲气挟胃气上逆则作呕。若肝热可用加味温胆汤，伤寒后，哕干呕，不下食，用青竹茹汤。

心系方

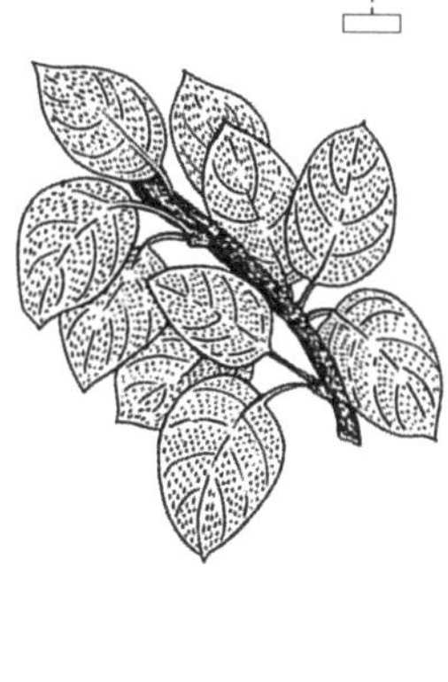

养心安神汤

一、药物组成

党参18g　麦冬18g　五味子9g（冲）
黄芪18g　大枣30g　酸枣仁18g
茯苓18g　甘草6g

二、主治病证

心悸之气阴两虚证，症见：面色少华，体倦乏力，汗多神疲，心悸多梦，不易入睡。

【按】本病多由气阴两虚，阴虚不能纳阳，阳盛阴衰，阴阳失调所致。治疗当补其不足。

益气养阴健脾、生津、敛阴止汗，在此基础上安神、宁心。

党参、麦冬配伍益气养阴；五味子收敛固涩、益气生津、补肾宁心，与酸枣仁同用养阴安神；黄芪补气健脾，益卫固表；大枣补脾和胃，益气生津，调营卫；茯苓益心脾而宁心安神；甘草因其作用缓和，宜作为辅助药用，能“助参芪成气虚之功”《本草正义》。不寐重者，加夜交藤、柏子仁、合欢皮养心安神。

三、煎服法

煎汤服，一日一剂，一剂三次。五味子研末，分3次用药汤服下。

四、验　案

余某，57岁。

症状：患者自述失眠已久，入睡困难，醒后不能再寐，心慌乏力，手心汗出，面肿，舌淡嫩、苔白，脉细数而促。

立法：益气养阴健脾，敛阴止汗。

处方：党参18 g　麦冬18g　五味子9 g（冲）　黄芪18 g　大枣30 g　酸枣仁18 g　茯苓18 g　甘草6 g。

二诊：服药7剂，诸症改善，记忆力减退，遇事善忘，诊之脉细弱，改用归脾汤补益心脾。

处方：党参18 g　白术18g　茯苓18 g　甘草6 g　黄芪18 g　大枣30 g　当归18 g　木香9 g　酸枣仁18 g。

上方共服7剂，诸症亦除。

肝系方

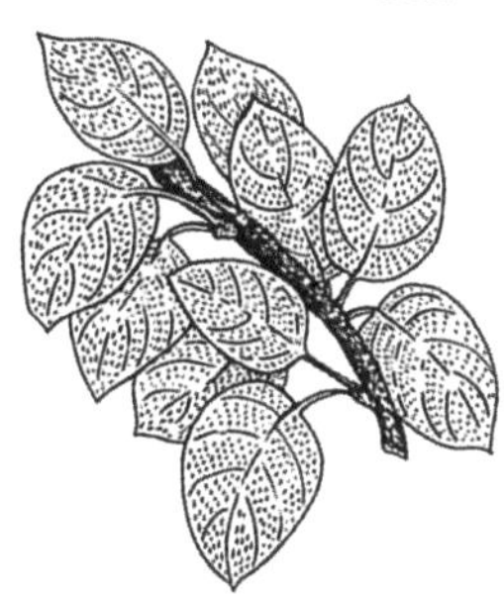

止痉降压汤

一、药物组成

蜈蚣3条（吞） 全虫3g（吞） 法夏18g
茯苓18g 山楂18g 粉葛18g
海桐皮18g 桑寄生18g

二、主治病证

肝风夹痰眩晕、痉症。症见眩晕，头痛，下肢酸软疼痛，舌淡、苔白厚腻，脉弦滑；或见抽搐，面部痉挛，面部肌肉不由自主地跳动，舌淡、苔白厚腻，脉弦滑。

【按】本方为李老自拟方，常用于眩晕肝风夹痰证，相当于现代医学的高血压病见上症者。蜈蚣、全虫祛风镇痉，通络止痛；法夏、茯苓健脾化痰；山楂、粉葛降脂降糖；海桐皮、桑寄生共同治疗下肢酸软疼痛，祛风除湿，补肾益气。李老认为高血压的治疗除祛风，平肝、化痰外，固肾是关键，所以在治疗高血压的患者时，李老常加上固肾的药。

三、煎服法

开水煎服，一日一剂，一剂三次，孕期不可服用。

四、验　案

某男，59岁，2015年7月25日就诊。

病史：患者平素高血压，今日面部肌肉不由自主跳动，诊见高血压面容，舌淡、苔白，脉弦。

症状：面部肌肉不由自主跳动。

辨证：风中经络。

治法：祛风化痰通络。

处方：蜈蚣3条 全虫3g 法夏12g 茯苓18g 山楂12g 粉葛18g 海桐皮18g 桑寄生18g。

中风有中经络、中脏腑之别，本案患者为风痰阻于头面经络所致。风痰循经阻于头面经络，气血运行不畅，筋肉挛急，李老常在祛风化痰、通络止痉基础上加固肾之药桑寄生，紧扣病机，肝脾肾同治，气血同调，使风散痰消、经络通畅、诸症向愈。

清热降压汤

一、药物组成

石膏30g　知母18g　川黄连9g

黄芩18g　黄柏18g　草决明18g

石决明18g　珍珠母18g

二、主治病证

眩晕肝火痰扰证。症见：头痛、眩晕、耳鸣、下肢酸软，舌红、苔黄腻，脉弦滑。

【按】李老运用白虎汤为主方治疗高血压，旨在运用白虎汤清肝胃热盛。对于某些高血压的患者，如面部潮红、喜凉恶热、口渴喜冷饮、耳鸣如雷，以上症状都定为肝胃热盛。黄芩、黄连、黄柏同用清三焦湿热，珍珠母、石决明、草决明为有重镇降逆之功，全方清湿热，清肺胃热与重镇降逆药合用。在临床上，西药降压会有一定的副作用，而中药降压具有副作用小、作用持久的优势。李老常建议患者在西医的指导下规律服用降压药，同时服用中药，监测血压，根据血压状况再调整西药，双管齐下。

三、煎服法

煎汤服，一日一剂，一剂三次。

四、验　案

某女，56岁，2015年7月25日就诊。

病史：患者患高血压五年，服用西药控制，然控制不佳，常感头晕耳鸣，乏力体倦。诊见高血压面容，气粗声高，性情急躁，舌红、苔黄腻，脉弦滑。

症状：头晕耳鸣，耳鸣如潮，下肢酸软，口干舌燥，渴欲冷饮。

辨证：肝胃郁热。

治法：清肝火胃热。

处方：石膏30g　知母18g　川黄连9g　黄芩18g　黄柏18g　草决明18g　石决明18g　珍珠母18g。

这是一例典型的肝胃有热的高血压患者。在临床上，高血压患者中较为常见，李老以清肝火胃热为治疗思路进行临床辨治。

肾系方

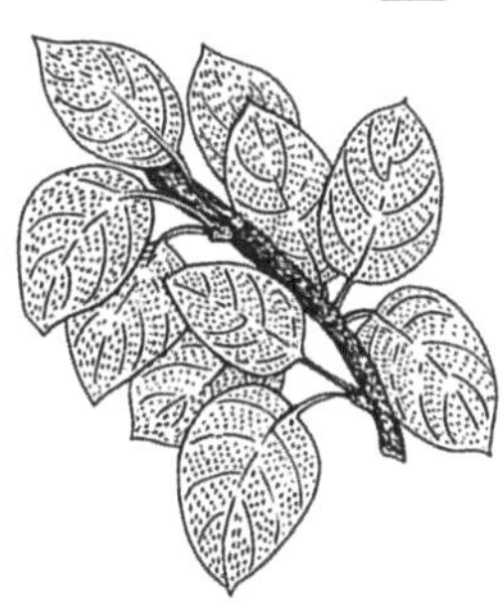

八正散加减

一、药物组成

川木通12g　瞿麦18g　泽泻18g
萆薢18g　萹蓄18g　猪苓18g
土茯苓18g　苦参6g　黄柏18g
黄芩18g　甘草6g

二、主治病证

（1）热淋。

（2）带下。

【按】本方出自《太平惠民和剂局方》，瞿麦、萹蓄清热利湿，利尿通淋为君；川木通清心利小肠通淋，使湿热之邪从小便而去；猪苓、土茯苓、苦参清热燥湿，利尿通淋；黄芩、黄柏清利中下焦湿热；甘草调和诸药，兼清热，缓急止痛，为佐使药。本方大队寒凉降泻之品，泻火与利湿合法，又兼清中焦湿热，务使湿热之邪尽从二便而去，共成清热泻火，利水通淋之剂，本方为湿热淋证之常用方。临床以尿频、尿急、溺时涩痛，舌苔黄腻，脉滑数为辨证要点。《黄帝内经》云："膀胱者，州都之官，津液藏焉，气化则能出焉。"本病为治水肿的"洁净府"的治疗原则，邪气停留于三焦就应洁之净之。洁净府为祛除停留于泪道、鼻道、口耳道、汗孔、前阴、后阴的邪气，使邪气有所出路。府不仅包括膀胱，还包括胃肠、血脉、三焦等。邪气的祛除不仅包括将水气祛除于外，还包括使水液疏布正常而停水自消。本方苦寒滑利，凡淋证属湿热下注者均可用之。若属血淋者，宜加生地、小蓟、白茅根以凉血止血；石淋可加金钱草、海金沙、石韦以化石通淋；膏淋，宜加萆薢、菖蒲以分清化浊。

三、煎服法

水煎服，一日一剂，一剂三次，孕期不可服用，下焦虚寒忌服。

四、验　案

患者陶某，男，58岁。膀胱尿路上皮癌电切术后灌注化疗。

症状：尿中有絮状物，尿频，尿急，尿痛，舌质淡、苔红。

处方：瞿麦18g　泽泻18g　萆薢18g　土茯苓18g　苦参6g　黄芩18g　黄柏18g　萹蓄18g　甘草6g。

服药后膀胱刺激征消失，小便清澈；后服六味地黄汤加枸杞、石斛、麦冬以固其津液；服药两年余无复发、转移。

缩泉丸加减

一、药物组成

桑螵蛸18g　菟丝子18g　补骨脂9g

益智仁18g　巴戟天18g　仙茅9g

干姜12g　肉桂12g　陈艾12g

二、主治病证

遗尿、尿频。

【按】本方温肾祛寒、缩尿止遗。用于下元虚冷之小便频数及小儿遗尿。多用于慢性尿路感染，膀胱调节失常，真性及应力性尿路感染、神经性尿频、尿崩症等属肾气不足、下元虚冷者。

三、煎服法

水煎服，一日一剂，一剂三次，热盛者忌服。

三、验　案

患儿，7岁，在睡眠中不自觉地小便自遗1月余，神倦，舌红苔淡。

方药：桑螵蛸12g　益智仁12g　补骨脂6g　菟丝子12g　巴戟天12g　仙茅9g　干姜9g　肉桂9g　陈艾9g。

服药7剂后遗尿自止。

【按】八岁之前的小儿，由于神经系统发育尚未成熟，遗尿者颇众，随年龄渐长，多数遗尿儿童可不治而愈。如果小儿遗尿过于频繁，甚者多至入睡便要遗尿，就要认真对待，否则会在孩子心灵上留下阴影，造成自卑。治疗小儿遗尿，中医循益肾健脑之法，用药得当，多获良效。

气血津液病方

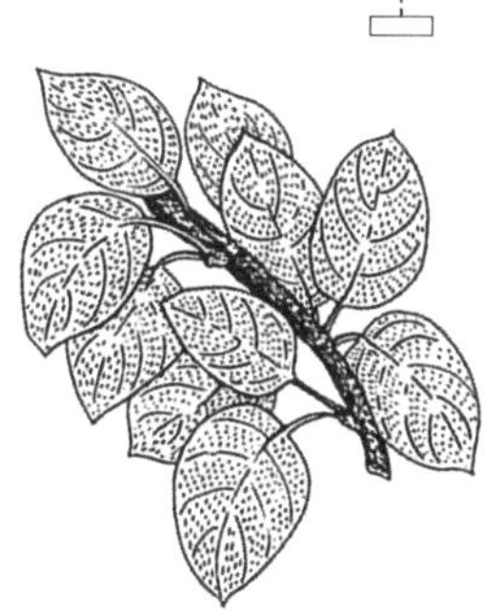

养血除风汤

一、药物组成

熟地18g　当归18g　杭芍18g
川芎12g　蔓荆子12g　白芷18g
防风18g　甘草6g

二、主治病证

血虚生风证，症见：肌肉痉挛跳痛，口眼歪斜，荨麻疹，头痛，舌淡苔薄，脉细。

【按】该方李老以四物汤为主方，配伍祛风药，养血药与祛风药同用，共奏养血祛风之功，“治风先治血，血行风自灭”是李老常用的治疗风证的手法，对于血虚生风者，先以养血为主，兼以祛风，临床效果佳。而在辨别诊断时，常抓住头痛以隐隐作痛为主，荨麻疹以皮色淡红，时发时止，且女性以月经期加重为主。

三、煎服法

煎汤服，一日一剂，一剂三次。

四、验　案

某女，33岁，2015年7月25日就诊。

病史：患者月经前荨麻疹就诊，诊见手臂、腿部有红色钱币大小疹子，高出皮肤，色淡红，时见时消，舌淡苔白，脉细。

症状：经前期荨麻疹。

辨证：血虚受风。

治法：养血祛风。

处方：熟地18g　当归18g　杭芍18g　川芎12g　蔓荆子12g　白芷18g 防风18g　甘草6g。

七剂，一日一剂，一日三次，冷水煎服。女性在经前期血聚血海，偶会有头痛、腹痛、腰痛、荨麻疹等血不濡经的症状，常以养血祛风为主。如若受外风则称血伤风，李老常用荆防四物汤或小柴胡汤治疗，与本方有异曲同工之妙。

润肠通便方

一、药物组成

生地18g　大云18g　天冬18g

枳壳18g　厚朴18g　黄芪18g

杏仁12g　胖大海6g　秦艽18g

二、主治病证

习惯性便秘，便秘见气阴不足者。大便两日以上一行，或超过自己大便习惯天数两日以上者，质干难解，形似羊粪，舌红无苔，脉细。

【按】本方为李老自拟方，生地，大云，天冬滋阴润燥，厚朴、枳壳、黄芪益气，杏仁、胖大海润燥通便。程钟龄的《医学心悟·大便不通》将便秘分为“实秘、虚秘、热秘、冷秘”四种类型，此方主要针对气阴两虚型便秘，尤其是产后、老人、小孩此类症状颇多，对宾川燥热的气候环境，当地人民也容易便秘，除了嘱托患者多食粗纤维食物、多喝水，李老也常常嘱患者多走动。该方也让我们对便秘的常规治疗提供了新思路，不是所有的便秘都用承气汤类方或大黄、芒硝、番泻叶等泻下药，当针对便秘的病机，合理遣方用药。泻下药药效快，但对于气阴两虚型便秘者而言无疑雪上加霜，更容易伤津耗气，故辨治病机治便秘尤为重要。

三、煎服法

煎汤服，一日一剂，一剂三次。

四、验　案

某女，62岁，2015年7月25日就诊。

病史：患者习惯性便秘十余年，常用肠清茶、大黄等通便药；诊见体瘦肤干，舌瘦无津，甚有裂纹，口干欲冷饮，乏力，脉细。

症状：大便秘结，形如羊粪，质干量少，三天未解，有便意而大便难，口干舌燥，渴欲冷饮。

辨证：气阴两虚。

治法：益气滋阴润肠。

处方：生地18g 大云18g 天冬18g 枳壳18g 厚朴18g 黄芪18g 秦艽18g 杏仁12g 胖大海6g。

共7剂，一日一剂，一剂三次，嘱多喝水，多吃绿色蔬菜、粗粮，多走动。对于便秘的治疗，李老很少直接用泻下药，而是针对病机运用益气、滋阴、化湿药。

白虎消渴饮

一、药物组成

石膏30g 知母18g 黄柏18g

川黄连9g 玄参18g 生地18g

麦冬18g 天花粉18g

二、主治病证

三焦大热，阴液耗损。

【按】寒能至热，故用白虎；若能下热，故用黄柏、川黄连；热甚伤阴，故用增液；阴伤而渴，故用天花粉。全方共奏清热养阴之功。

三、注意事项

脾胃虚寒者忌服。

四、验　案

患者，男，45岁。

自诉口干舌燥，口渴多饮而不解渴，便秘，多食善饥，舌红、苔燥。测空腹血糖为25mmol/L。

方药：石膏30g 知母18g 川黄连9g 黄柏18g 玄参18g 生地18g 麦冬18g 天花粉18g。

服药三剂后，患者空腹血糖降至12mmol/L，继投四剂后多饮、多食消除。

【按】此型糖尿病为非胰岛素依赖型，症状比较突出。《素问·奇病论》曰："此人必数食甘美而多肥，肥者令人内热，甘者令人中满，故其气上溢，转为消渴。"刘河涧《三消论》："三消者，燥热一也。"《证治准绳·消瘅》："渴而多饮为上消；消谷善饥为中消；渴而便数有膏为下消。"

肢体经络病方

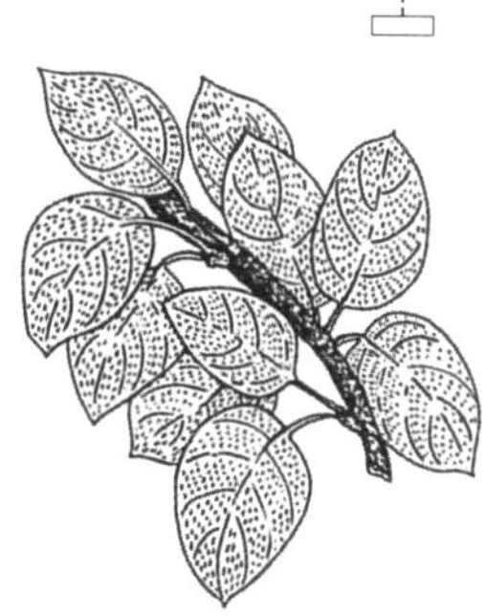

补阳还五汤加减

一、药物组成

当归18g　川芎12g　赤芍18g
丹皮18g　桃仁12g　红花9g
丹参18g　黄芪18g　地龙12g

二、主治病证

中风后遗症。

【按】原方出自《医林改错》，具有补气、活血、通络的作用。用于中风之气虚血瘀证。症见半身不遂，口眼歪斜，语言謇涩，口角流涎，小便频数或遗尿失禁，舌暗淡，苔白，脉缓无力；由中风之后、正气亏虚、气虚血滞；脉络瘀阻所致。正气亏虚，不能行血，以致脉络瘀阻，筋脉肌肉失去濡养，故见半身不遂、口眼歪斜。气虚血瘀，舌本失养，故语言謇涩；气虚失于固摄，故口角流涎、小便频数、遗尿失禁；舌暗淡，苔白，脉缓无力为气虚血瘀之象。本方证以气虚为本，血瘀为标，即王清任所谓“因虚致瘀”。治当以补气为主，活血通络为辅。本方重用生黄芪，补益元气，意在气旺则血行，瘀去络通，为君药。当归尾活血通络而不伤血，用为臣药。赤芍、川芎、桃仁、红花协同当归尾以活血祛瘀；地龙通经活络，力专善走，周行全身，以行药力，亦为佐药。本方既是益气活血法的代表方，又是治疗中风后遗症的常用方。李老在原方基础上加丹参、丹皮，意在加强原方通瘀活络之功。对于中风后遗症的患者，李老认为保持大便通畅尤为关键，故常在该方基础上加生首乌、熟地一类的药物。对语言不利者，加石菖蒲、郁金、远志等以化痰开窍；对口眼歪斜者，可合用牵正散以化痰通络；对痰多者，加制半夏、天竺黄以化痰。针对患者症状灵活加减，万变不离益气活血通络大法。

三、煎服法

煎汤服，一日一剂，一剂三次，脑出血急性期不可服用。

四、验 案

某男，68岁，2015年7月26日就诊。

病史：患者因半年前高血压突发脑梗而致右侧肢体不利、言语不清、口角流涎；就诊症见高血压面容，右侧肢体不利，口眼歪斜，舌暗有瘀斑，舌下络脉迂曲，脉涩。

症状：右侧肢体不利，言语不清，口眼歪斜，口角流涎。

辨证：气虚血瘀。

治法：益气活血，化瘀通络。

处方：当归18g　川芎12g　赤芍18g　丹皮18g　桃仁12g　红花9g　丹参18g　黄芪18g　地龙12g。

七剂，一日一剂，一剂三次，冷水煎服，水沸15分钟。对于治疗中风，李老认为控制血压及病程的询问尤其重要，以气血为治疗总纲。

牵正止痉散加减

一、药物组成

小白附子（先煎）30g　蜈蚣3条（吞）　全蝎3g（吞）
羌活18g　藁本18g　白芷18g
防风18g　川芎12g　甘草6g

二、煎服法

风中头面经络。

【按】该方为李老自拟方，由牵正散合止痉散两方去僵蚕，再加羌活胜湿汤三方加减组成，主治口眼歪斜，或面肌抽动，舌淡红、苔白。具有祛风化痰，通络止痉之功。阳明内蓄痰浊，太阳外中于风，风邪引动内蓄之痰浊，风痰阻于头面经络，经隧不利，筋肉失养，则弛缓不用；无邪之处，气血运行通畅，筋肉相对而急，缓者为急者牵引，故口眼歪斜。治宜祛风，化痰，通络。方中白附子辛温燥烈，入阳明经而走头面，以祛风化痰，尤其善散头面之风为君。全蝎祛风止痉、通络，蜈蚣辛温有毒，性善走窜，截风定搐，为祛风止痉之要药，与全蝎相配，则止痉之效更显。而牵正散则祛风化痰之力较著，宜于风痰阻络之口眼歪斜，合用既助君药祛风化痰之力，又能通络止痉。运用羌活胜湿汤中羌活、藁本、防风、川芎共奏祛风之功，全方配伍严谨，内风、外风、痰浊共治。

三、煎服法

煎汤服，一日一剂，一剂三次，孕期不可服用。

四、验　案

某男，32岁，2015年7月17日就诊。

病史：患者因夜间开车时开车窗迎风行驶3小时，翌日晨起面瘫，诊见口眼歪斜，舌淡、苔白，脉浮。

症状：言语不清，口眼歪斜。

辨证：风中经络。

治法：祛风化痰通络。

处方：小白附子30g　蜈蚣（吞）3条　全蝎（吞）3g　羌活18g　藁本18g　白芷18g　防风18g　川芎12g　甘草6g。

7剂，一日一剂，一日三次，开水煎服，嘱患者注意休息，避风保暖。李老常用羌活胜湿汤合祛风通络药合用治疗面瘫，同时配合针灸治疗。对于有痰热的患者，加天竺黄、法半夏、黄芩等治疗。

活血除痹汤

一、药物组成

当归18g　川芎12g　赤芍18g
牡丹皮18g　桃仁12g　红花9g
姜黄18g　桑寄生18g　甘草6g
羌活18g　白芷18g　桂枝18g

二、主治病证

风寒湿痹证。症见关节肌肉疼痛、屈伸不利等。

【按】《素问·痹论》帝约："痹之安生？岐伯曰：风寒湿三气杂至，合而为痹也……"即风寒湿邪滞留肢体筋脉，骨节，肌肉；筋脉痹阻，气血运行受阻，筋脉、肌肉、关节失于濡养，不通则痛或不荣则痛，故"通痹"为痹证治疗大法。本方当归与川芎合用可"养血、活血、化瘀"为君；《本草求真》云："养血行血无如当归，行血散血无如川芎"。辅以桃仁、红花共奏活血散瘀之功，佐以牡丹皮、赤芍"凉血活血"，即可通络，又可避免全方温燥太过；姜黄行气止痛，"气行则血行"；桑寄生补肝肾、健筋骨，扶正祛邪；羌活、白芷祛风除湿止痛；桂枝温中行血；甘草调和诸药。方中除羌活、白芷、桂枝、甘草，皆有活血化瘀通痹之功，效专力攻，且能迅速改善症状，缩短病程。临床可用作痹症治疗的基础方，随证加减。

三、煎服法

煎汤服，一日一剂，一剂三次，经期、孕期不可服用。

四、验　案

案一

赵某某，女，52岁，平川人。

患者左侧乳腺癌术后放化疗后1年，期间一直服用李老中药调理治疗，现面色红润、精神好、饮食佳。近半月来，患者感左上肢渐肿胀、麻木不仁。复查回示：一切正常。舌淡红，舌边稍有瘀斑，苔薄白，脉弦细。此乃患者术后淋巴管堵塞所致，目前西医尚无理想治疗方法。患者术后放化疗后，正气亏损，气血虚弱，致使局部血液循环不畅，造成血瘀，血瘀反过来会影响气血运行，如此反复，便造成整只手臂肿胀、麻木的病理局面。患者术后放化疗后一年，正气逐渐恢复，现精神好、饮食佳，故为实证。

辨证：痹证（气滞血瘀）。

治法：活血化瘀，通痹止痛。

处方：当归18g　川芎12g　赤芍18g　丹皮18g　桃仁12g　红花9g　姜黄18g　桑寄生18g　甘草6g　羌活18g　白芷18g　桂枝18g。

用法：以上诸药冷水浸泡1小时，煎沸即服，每次200毫升，一日一剂，一剂三次。此方连服七剂。

二诊时，患者左上肢肿胀明显消退，时感麻木。守方不变，继服7天巩固治疗，症状缓解。

案二

陈某某，女，53岁，牛井街人。患者“腰痛”4天。

患者4天前晨起即觉腰部酸痛，无明显诱因，未加重视及治疗，近两天来感症状逐渐加重，不能长久站立，翻身亦费力，遂来求诊。

症状：晨起腰部酸痛，劳累遇寒加重，舌暗淡苔白，脉沉细。

辨证：痹证（寒湿痹阻）。

治法：活血化瘀，祛风除湿止痛。

处方：活血除痹方。当归18g　川芎12g　赤芍18g　丹皮18g　桃仁12g　红花9g　姜黄18g　桑寄生18g　甘草6g　羌活18g　白芷18g　桂枝18g。

用法：以上诸药冷水浸泡1小时，煎沸即服，每次200毫升，一日一剂，一剂三次。患者服一剂。

次日复诊，患者诉服药两次后症状悉数消退，其他无不适。

活血通络汤

一、药物组成

豨莶草18g　海风藤18g　鸡血藤18g

丹参18g　川芎12g　泽兰18g

姜黄18g　桃仁12g　红花9g

羌活18g　白芷18g　桂枝18g

二、主治病证

络脉痹阻，肢体疼痛、酸楚、麻木。

【按】痹证日久，“久病入络”。本方在痹证基本治法活血化瘀思想上采用通络之品豨莶草、海风藤、鸡血藤祛风湿，通络止痛，则能达到治疗痹痛之效。另久病体虚，方中鸡血藤、丹参、泽兰、川芎不仅能活血化瘀通络，更具有补血之功。

三、煎服法

煎汤服，一日一剂，一剂三次，经期、孕期不可服用。

四、验　案

李某某，女，40岁，祥云人。

病史：患者腰部伴左下肢疼痛半年余。多番治疗无果，今来求诊。

症状：人瘦弱，精神稍差，痛苦病容，腰痛及左下肢麻木疼痛，舌淡苔薄白，脉沉细。

辨证：痹证（络脉痹阻）。

治法：活血化瘀，通络止痛。

处方：豨莶草18g　海风藤18g　鸡血藤18g　丹参18g　川芎12g　泽兰18g　姜黄18g　桃仁12g　红花9g　羌活18g　白芷18g　桂枝18g。

用法：以上诸药冷水浸泡1小时，煮沸即服，每次200毫升，一日一剂，一剂三次。患者连服十四剂。

复诊，服用后症状明显好转，时感过劳后复发。今守方再进十四剂继续巩固治疗。

舒筋活络方

一、药物组成

当归18g　川芎12g　杭芍18g
木瓜9g　石枫丹18g　威灵仙18g
海风藤18g　桂枝18g　白芷18g
防风18g　桑寄生18g　甘草6g

二、主治病证

挛痹（风寒湿痹证）。

【按】本方当归、川芎活血化瘀通痹；木瓜、石风丹、威灵仙、海桐皮舒筋活络，除湿止痛；杭芍养血敛阴，柔肝止痛；桂枝、白芷、防风祛风，桑寄生补肝肾、健筋骨、除风湿、活血脉；甘草调和诸药。

三、煎服法

煎汤服，一日一剂，一剂三次。

四、验　案

尚某某，女，65岁，南涧人。

患者腰痛，肢体关节疼痛十余年。在当地医治多年，疼痛时轻时重。

刻下症见：腰部疼痛，肢体关节刺痛，诸关节屈伸不利。夜间双下肢抽搐难止，大便干燥，舌质红，苔薄白有瘀点，脉沉涩。

辨证：挛痹（风寒湿痹）。

治法：舒筋活络，柔筋止痛。

处方：当归18g　川芎12g　杭芍18g　木瓜9g　石枫丹18g　威灵仙18g　海风藤18g　桂枝18g　白芷18g　防风18g　桑寄生18g　甘草6g。

服药7日后复诊，患者周身关节疼痛稍减轻，夜间抽搐次数减少。嘱患者继服上方14剂后，双下肢抽搐已消失，周身关节疼痛已明显减轻。

麻辛附桂汤

一、药物组成

制川附片（先煎）30g	制川乌（先煎）18g	麻黄9g	桂枝18g
细辛3g	当归18g	川芎12g	杭芍18g

二、主治病证

痛痹，以肌肉、筋骨、关节发生疼痛，痛有定处，疼痛较剧，得热痛减，遇寒加重为主要表现。

【**按**】本方在《金匮要略》乌头汤的基础上去黄芪、甘草，加川附片、桂枝、细辛、当归、川芎组成。方中麻黄、桂枝、细辛发汗散寒宣痹；乌头、川附片驱寒止痛；杭芍缓急舒筋敛阴，亦可防其辛温燥热太过；当归、川芎活血通痹。

三、注意事项

（1）孕妇忌服。

（2）有内热阳胜和阴虚者忌服。

（3）忌食酸冷、豆类、忌吹冷风、油腻、辛辣刺激之品。

（4）忌同时服含有半夏、瓜蒌、贝母、白蔹的药物。

（5）制川附片、制川乌开水先煎2小时，后纳诸药同煎。一日一剂，一日三次。

四、验　案

刀某，男，56岁，宾川县鸡足山镇人。

病史：患者全身关节疼痛三年余，活动严重受限。

症状：周身关节酸楚疼痛，晨起疼痛明显，得温则舒，遇寒加重，舌质淡，苔薄白，脉弦紧。患者久居鸡足山寒冷潮湿之地，寒湿侵袭肌肉关节遂成此病。

辨证：痹证（寒凝经脉证）。

处方：制川附片30g　制川乌18g　麻黄9g　桂枝18g　细辛3g　当归18g　川芎12g　杭芍18g。

服药七剂后，周身关节酸楚疼痛明显减轻，晨起仍疼痛明显。以前方加减处方，巩固治疗。

活血化瘀方

一、药物组成

当归18g　川芎12g　赤芍18g

西红花9g　血竭18g　三七（吞）9g

桃仁12g　桂枝12g　白芷18g

桑寄生18g

二、主治病证

一切跌打损伤所致的肌肉、关节刺痛，痛处固定不移；或痹证（血瘀型）。

【按】凡跌打损伤所致肢体肿胀、疼痛者，其体内必有淤血阻滞，不通则痛。所谓“旧血不去，新血不生”。方中运用当归、川芎、赤芍、桃仁活血化瘀；再有西红花、血竭、三七止血行瘀生肌，桂枝、白芷温中行血；桑寄生“助筋骨，益血脉”——《日华子本草》。全方共奏去瘀生新之功。

三、注意事项

（1）孕妇及小产后忌服。

（2）破肉流血及有并发症忌服。

（3）忌虾、鳖，酸辣肥腻等。

四、验　案

李某，男，23岁，州城镇人。

病史：患者两个月前因不慎跌落致右胫骨粉碎性骨折，经西医手术后来诊。

症状：左下肢患处皮肤暗红，皮温稍高，左下肢肿胀疼痛，活动后更甚，舌质红、苔薄，脉涩。

辨证：痹证（淤血阻络证）。

治法：活血散瘀、止血定痛。

处方：当归18g　川芎12g　赤芍18g　西红花9g　血竭18g　三七（吞）9g　桃仁12g　桂枝18g　白芷18g　桑寄生18g。

注：西红花可用红花代替。

患者服上方7剂后，患肢皮温正常，红肿稍减，继服上方月余，患肢红肿消退。在家调养半年后随访，现活动如常。

麻桂二合汤

一、药物组成

麻黄12g　桂枝18g　羌活18g

独活18g　防风18g　当归 18g

川芎12g　苍术18g　粉防己18g

甘草6g

二、主治病证

行痹。

【**按**】《素问·痹论》“风寒湿三气杂至，合而为痹也。其风气甚者为行痹。”本方麻黄、桂枝、防风祛风散寒；羌活、独活祛风除一身之外湿；苍术健脾燥湿除内湿。又有“治风先治血，血行风自灭”；方中当归、川芎补血、活血、行血；甘草调和诸药。

三、煎服法

煎汤服，一日一剂，一剂三次。

四、验　案

姜某某，女，61岁，上关人。

病史：患者肢体关节游走性疼痛一年余。

症状：肢体多处关节疼痛，痛处游走不定，遇寒痛增，遇热痛减，关节屈伸不利，舌质红苔薄白，脉浮。因患者住所临近洱海，常年多风，风邪侵袭肌肉关节，故有此症。

辨证：痹证（行痹）。

治法：祛风散寒、除湿止痛。

处方：麻黄12g　桂枝18g　羌活18g　独活18g　防风18g　当归 18g　川芎12g苍术18g　粉防己18g　甘草6g。

并嘱，汗后、晨起，避风寒，温服此药，覆被发汗。

随诊一年余，悉症尽除。

艽防祛湿汤

一、药物组成

秦艽18g　粉防己18g　薏苡仁18g
川木通12g　泽泻18g　猪苓18g
土茯苓18g　苦参6g　苍术18g
黄柏18g　桑寄生18g　甘草6g

二、主治病证

热痹。症见关节红肿热痛，发热、烦闷、口渴等。

【按】《证治准绳·痹》"热痹者，脏腑移热，复遇外邪，客搏经络，留而不行，阳遭其阴；故㾓痹熻然而闷，肌肉热极，体上如鼠走之状，唇口反裂，皮肤色变。"本方以《成方便读》之四妙散去牛膝加秦艽、粉防己、川木通、泽泻、猪苓、土茯苓、苦参、桑寄生、甘草而成。方中以一派清热利湿之药使湿邪从小便而出。

湿去则热无所依，病自愈。

三、煎服法

煎汤服，一日一剂，一剂三次。

四、验　案

卞某某，男，32岁，普洱人。

病史：患者直肠癌术后、化疗后2年，现精神、饮食可，诉腰背酸痛1月，疼痛呈酸胀感，恶热喜凉，加重1周，复查见尿酸值偏高（533μmol/L），其余正常。

症状：舌尖红、舌边稍有瘀斑，苔薄黄，脉濡。

辨证：痹证，风湿热痹夹淤。

治疗方法：

（1）清热利湿、宣痹通络。拟方如下：

秦艽18g　防己18g　薏苡仁18g　苍术18g　川木通12g　桑寄生18g　泽泻18g　茯苓18g　猪苓18g　苦参6g　焦柏18g　甘草6g。

用法：以上诸药冷水煎泡1小时，煮沸3分钟，每次200毫升，一日一剂，一剂三次。

（2）活血化瘀、通络止痛。拟方如下：

当归18g　川芎12g　赤芍18g　丹皮18g　桃仁12g　红花9g　姜黄18g　桑寄生18g　甘草6g　羌活18g　白芷18g　桂枝18g。

用法：以上诸药冷水浸泡1小时，煮沸3分钟，每次200毫升，一日一剂，一剂三次。嘱患者两方交替服用。

半月后复诊，患者偶感腰背部疼痛，复查尿酸：439μmol/L。继守上法半月，诸症俱消。

【按】李时珍《本草纲目》：缓则治其本，急则治其标。

李老在治疗癌症时，并不拘于“癌”字，而是抓主要症状，辨证立法后施方。师父常说：“用药如用兵”，在面对“多重矛盾时，要善于抓住主要矛盾”，而往往主要“矛盾”即是病机之所在，也是解决当前病理局面的关键，从而取得一击即中之佳效。

妇人方

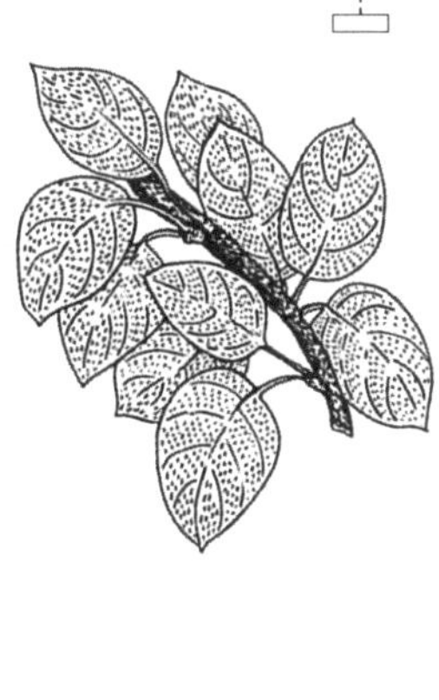

柴胡疏肝散加减变方（一）

一、药物组成

柴胡12g　枳壳18g　杭芍18g

川芎12g　香附18g　甘草6g

续断18g　杜仲18g　巴戟天18g

二、主治病证

（1）乳癖之肝郁肾虚证。

（2）漏下之冲任不固证。

（3）绝经前后诸症之肝郁肾虚证。

【按】本方出自《景岳全书》之柴胡疏肝散加续断、杜仲、巴戟天组成。以疏肝理气为主，疏肝中兼以养肝，理气中间以调和胃，补肾中兼以固冲任。肝主疏泄，性喜调达，其经脉布胁肋循少腹。遵《黄帝内经》“木郁达之”之旨，治宜疏理肝气兼以调补肝肾、固冲任之法。方中柴胡功善疏肝解郁，用以为君；香附理气疏肝而止痛，川芎活血行气以止痛，二药相合助柴胡以解肝经之郁滞，并增行气活血止痛之效，共为臣药。枳壳理气；杭芍、甘草养血柔肝，缓急止痛；续断、杜仲、巴戟天补肝肾、强筋骨，固冲任，共奏疏肝行气、活血止痛、强筋健骨之功。若肝郁重者，加香橼、佛手、郁金，去续断、杜仲、巴戟天；若肝气不舒痛经者，加元胡、郁金、益母草、陈艾；若肝热较甚烦躁不安者，加丹皮、栀子、黄芩；若肝阳上亢者，去续断、杜仲、巴戟天，加夏枯草、草决明、石决明、珍珠母等。

三、煎服法

煎汤服，一日一剂，一剂三次。

四、验　案

李某，女，38岁。

症状：诉经前双乳疼痛不能触及，动则痛甚，月经量少，色淡，神疲腰酸，四肢逆冷，舌淡，脉弦细。

处方：柴胡12g　枳壳18g　杭芍18g　川芎12g　香附18g　甘草6g　巴戟天18g　杜仲18g　续断18g。

患者服药四剂后，听同村人说患者疼痛消失，未再来就诊。

【按】《医学衷中参西录》指出："人之元气自肾达肝，自肝达胸中，为大气之根本。"肝脏还具有生发元气的作用，肾中元真之气有赖于肝气的升发，使肾精疏达于各脏腑组织，从而激发推动了机体的生命活动。此方为疏肝补肾之法，本源于火神派的四逆汤加鹿角霜，经李老的巧妙变化而成，临床收效颇丰。

柴胡疏肝散加减变方（二）

一、药物组成

柴胡12g　枳壳18g　杭芍18g

川芎12g　香附18g　甘草6g

三棱18g　莪术18g　姜黄18g

二、主治病证

症瘕。

【按】本方出自《景岳全书》之柴胡疏肝散去陈皮加三棱、莪术、姜黄，以疏肝理气兼以行气活血为主。若淤血重者，加丹皮、桃仁、红花；若卵巢囊肿，加泽泻、猪苓、土茯苓、苦参；若为血肿，加水蛭、地鳖虫、红花。

三、煎服法

（1）煎汤服，一日一剂，一剂三次。

（2）孕妇忌服。

（3）服药后忌食生、酸、冷饮食物。

五、验　案

苏某，女，21岁，学生。

检查出患卵巢囊肿（3.7cm × 2.5cm）一月，西医建议行手术治疗，患者拒绝手术遂到我门诊就诊，自述下腹疼痛，月经量少、色黑，舌红，脉弦滑。

辨证：症瘕（水瘀互结证）

治法：治以疏肝行气、活血利水。

处方：柴胡12g　枳壳18g　杭芍18g　川芎12g　香附18g　甘草6g　三棱18g　莪术18g　姜黄18g　泽泻18g　猪苓18g　土茯苓18g　苦参6g。

服七剂药后，下腹部疼痛减轻，继守上法治疗。

处方：当归18g　川芎12g　赤芍18g　丹皮18g　桃仁12g　红花9g　泽泻18g　猪苓18g　土茯苓18g　苦参6g。

七剂药服后，到医院检查卵巢囊肿消失。

【**按**】此方为血府逐瘀汤变化而来，具有疏肝活血利水之效，卵巢囊肿中医病名为肠覃，由水湿代谢失调所致，以血府逐瘀汤行血，泽泻、猪苓、土茯苓、苦参开水道，病得以愈。

柴胡疏肝散加减变方（三）

一、药物组成

柴胡12g　枳壳18g　杭芍18g

川芎12g　香附18g　甘草6g

丹皮18g　栀子18g　黄芩18g

二、主治病证

（1）肝阳上亢所致的眩晕。

（2）肝火上炎所致的烦躁。

（3）若肝阳上亢眩晕者，加夏枯草、草决明、石决明、珍珠母；若肝胃湿热重者，可加蒲公英、黄芩、板蓝根；若肝热所致胁痛者，可加桂枝、白芷、元胡。

三、煎服法

（1）煎汤服，一日一剂，一剂三次。

（2）孕妇慎用或忌服。

（3）属于寒湿、虚寒证忌服。

（4）服药后忌生、酸、冷饮食物。

四、验 案

李某，女，78岁。

症状：患者因女儿意外身亡，悲伤过度，时常喜怒无常，病发时双手击掌，胡说乱讲，精神亢奋不能自制，舌红，脉弦。

辨证：癫病（肝郁化火）。

治法：疏肝泻火治疗。

处方：柴胡12g 枳壳18g 杭芍18g 川芎12g 香附18g 甘草6g 丹皮18g 栀子18g 黄芩18g。

服药三剂后，以上症状缓解；半月后又复发，遂投三剂后又缓解；虽不能根治，但疗效卓著。

【按】《血证论·脏腑病机论》："肝主条达脏腑气机，使人体保持生机活泼并能畅达机体的情志，肝属木，木气冲和调达，不致遏郁，则心脉得畅。"

柴胡疏肝散加减变方（四）

一、药物组成

柴胡12g 枳壳18g 杭芍18g

川芎12g 香附18g 甘草6g

栀子18g 重楼12g 黄药子12g

夏枯草12g

二、主治病证

（1）肝气郁结所致的瘿证。

（2）郁热互结所致的痰核。

（3）属肝胃湿热者，加蒲公英、天丁、连翘或蒲公英、黄芩、板蓝根；肝郁气滞者，加广山豆根、郁金；肝阳上亢者，加夏枯草、丹皮、栀子、黄芩。

三、煎服法

（1）煎汤服，一日一剂，一剂三次。

（2）孕妇忌服。

（3）服药后忌生、冷、酸饮食。

（4）属于寒湿、阴虚者忌服。

四、验　案

王某，女，38岁。

患甲状腺功能亢进，颈部淋巴及甲状腺肿大3月余，症见：吞咽有异物感，口苦，头晕，舌红，苔黄。

辨证：瘿病（肝气郁结证）。

治法：疏肝解郁、消瘿散结治疗。

处方：柴胡12g　枳壳18g　杭芍18g　川芎12g　香附18g　甘草6g　栀子18g 夏枯草18g　重楼12g　黄药子12g。

患者服药7剂后，口干、口苦、眩晕消失，颈部疼痛消失。

处方：玄参18g　重楼12g　川连9g　黄芩18g　银花12g　连翘18g　蒲公英18g　板蓝根18g　甘草6g。

又投上方七剂后诸症皆无，嘱继续服药。

【按】本病为社会因素相关疾病，属于积聚，积为有形之物，致病因素并非单一。《灵枢·百病始生》认为，积的发生除了寒气入乘、“厥乃成积”外，还有“卒然多饮食”“起居不节，用力过度”及“内伤于忧怒”等与社会行为有关的因素。特别是将“忧怒”这一异常心理状态与顽疾肿物联系起来，暴状为强烈的精神刺激，严重损伤人的身心，在肿瘤发展过程中起一定的作用是可能的。

加味逍遥散

一、药物组成

当归18g　杭芍18g　白术18g

茯苓18g　柴胡12g　甘草6g

补骨脂9g　淫羊藿18g　鹿角霜18g

二、主治病证

（1）乳癖之肝郁肾虚证。

（2）更年期综合征之肝肾不足。

（3）若肝郁重者，去补骨脂、鹿角霜、淫羊藿，加香橼、郁金、佛手；若面色暗淡、色斑沉着者，加玉竹、黄精、薏苡仁、黄芪。

【按】本方柴胡疏肝解郁，又有当归、杭芍、补骨脂、鹿角霜、淫羊藿养血柔肝补肾；白术、茯苓健脾祛湿，使运化有权，气血有源；甘草益气补中，缓肝之急，虽为佐使之品却有襄赞之功。诸药配伍体现了肝、脾、肾同治，重在治肝之法。

三、煎服法

煎汤服，一日一剂，一剂三次。

四、验　案

张某，女，42岁。

双侧乳腺增生1年余，症见：经前双侧乳房胀痛，手不可触伴见月经量少、推后，腰酸，纳差，舌红苔白，脉弦细。

辨证：乳癖之肝郁肾虚证。

治法：疏肝补肾治疗。

处方：柴胡12g　当归18g　杭芍18g　白术18g　茯苓18g　甘草6g　鹿角霜18g　菟丝子18g　淫羊藿18g。

一诊服完七剂后疼痛减轻，继守上法治疗。

处方：柴胡12g　枳壳18g　杭芍18g　川芎12g　香附18g　甘草6g　巴戟天18g　杜仲18g　续断18g。

两方交替服用了七个疗程疼痛已无，月经正常。

【按】上两方都是疏肝补肾之剂，有异曲同工之妙。

止血煎

一、药物组成

当归18g　川芎12g　杭芍18g

熟地18g　　炒蒲黄9g　炒荆芥12g

炒地榆18g　炒艾叶12g

二、主治病证

血虚、宫寒、漏下。

本方由四物汤加炒艾叶、炒地榆、炒荆芥、炒蒲黄，四物汤是补血、养血的经典方，炒艾叶、炒地榆、炒荆芥、炒蒲黄止血，本方共奏补血、养血、止血之功。血虚甚者加阿胶；血热者去四炒（炒蒲黄、炒地榆、炒荆荠、炒艾叶）加生地黄炭、棕榈炭、百草霜、血余炭；肝肾不足者去四炒、川芎，加巴戟天、杜仲、续断、陈艾、阿胶。

三、煎服法

煎汤服，一日一剂，一剂三次。

四、验　案

赵某，女，15岁。

月经淋漓不尽半月余，患者13岁初潮，平素月经推后约7天，现月经淋漓半月，量少，色淡，伴见手脚冰冷，腹痛，舌淡苔白。

辨证：漏下（血虚证）。

治法：养血和血、收敛止血治疗。

处方：当归18g　川芎12g　杭芍18g　熟地18g　陈艾12g　阿胶（烊化）18g　炒荆芥12g　炒地榆18g　炒蒲黄9g。

服药七剂后腹痛减轻，经量减少，自诉乏力气短、头晕、腰酸。患者现处于青少年期，肾气不充，故治疗当兼补肾。处方如下：

当归18g　川芎12g　杭芍18g　熟地18g　陈艾12g　阿胶18g　巴戟天18g　杜仲18g　续断18g　党参18g　黄芪18g。

又服七剂而愈。

【按】本方主治出血性疾病，如功能性子宫出血、先兆流产、月经过多、妊娠子宫出血、产后恶露不尽、产后子宫恢复不良、血小板减少性紫癜、消化性溃疡、外伤出血伴有腹痛、贫血者。本症为冲任失调、营血亏虚所致。

当归四逆汤加味

一、药物组成

当归18g　桂枝18g　杭芍18g

细辛3g　川木通12g　甘草6g

大枣30g　炮姜12g　陈艾12g

二、主治病证

（1）痛经。

（2）痹证。

【按】 本方证由营血虚弱、寒凝筋脉、血行不利所致。素体血虚而又经脉受寒，寒邪凝滞，血行不利，阳气不能达到四肢末端，营血不能充盈血脉，遂呈手足厥寒，脉细欲绝。此手足厥寒只是指掌至腕，踝不温，与四肢厥逆有别。治当温经散寒，养血通脉。本方以桂枝汤去生姜倍大枣，加炮姜、当归、通草、细辛组成。方中当归甘温，养血和血，桂枝辛温，温经散寒，温通血脉，为君药；细辛温经散寒，助桂枝温通血脉，白芍养血和营，助当归补益营血，共为臣药；通草通经脉，以畅血行；大枣、甘草益气健脾养血；陈艾温经散寒。全方共奏温经散寒，养血通脉之效。腰、股、腿、足疼痛属血虚寒凝者，加续断、牛膝、鸡血藤、木瓜等活血祛瘀之品；若用治妇女血虚寒凝之经期腹痛，加陈艾、炮姜。

本方的配伍特点是温阳与散寒并用，养血与通脉兼施，温而不燥，补而不滞。

三、煎服法

煎汤服，一日一剂，一剂三次，阴虚者忌服。

四、验　案

张某，女，27岁。

自诉痛经多年，经期小腹疼痛，腰痛，经下黑色血块，排出血块后疼痛减轻，舌边尖瘀紫、苔白。

辨证：痛经（血虚寒凝证）。

治法：温经散寒止痛。

处方：当归18g　桂枝18g　通草12g　细辛3g　甘草6g　杭芍18g　炮姜12g　陈艾12g。

投7剂后经期仅有微痛，未见腹痛等现象。

【按】痛经以原发性多见，是青春及青年时期女性中最常见的妇科病之一。主要是寒滞冲任经脉，导致经行不畅。

安胎饮

一、药物组成

沙参18g　麦冬18g　百合18g

石斛18g　枣皮9g　黄芪18g

黄芩18g　甘草6g

二、主治病证

安胎。

【按】本方证由怀孕期间气阴两虚之证导致五心烦热、面色萎黄、乏力、胎动不安、盗汗等。沙参、麦冬养阴清热；百合养心安神；石斛、枣皮滋阴生津，补益肝肾；黄芪益气安胎；黄芩清热安胎；甘草调和诸药。全方共奏养阴清热，滋阴生津，补益肝肾，益气清热安胎之效。

三、煎服法

煎汤服，一日一剂，一剂三次。

四、验　案

患者，女，怀孕27周，乏力，嗜睡，烦躁，口干，舌燥，大便难，小便黄，舌红。

处方：沙参18g　麦冬18g　石斛18g　百合18g　枣皮9g　黄芪18g　苦参6g　甘草6g。

服药七剂后诸症俱除。

杂病方

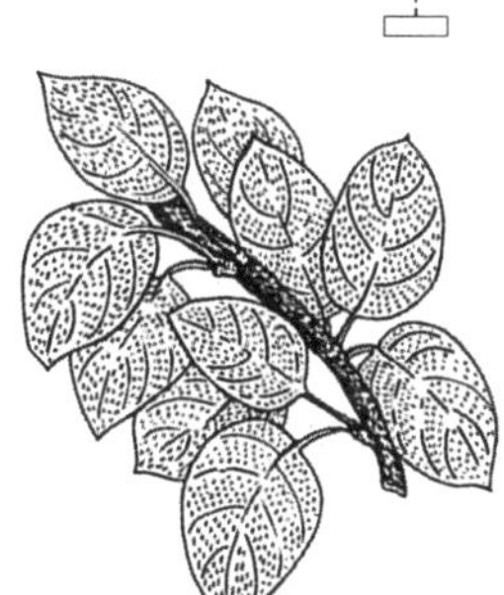

卫分过敏

一、药物组成

紫草18g　牛蒡子18g　乌梅9g

羌活18g　白芷18g　防风18g

苦参6g　甘草6g

二、主治病证

风寒湿毒蕴肤生热，肌肤瘙痒，起疹。

【按】汉《金匮要略·水气病篇》有说“风气相博风强则为瘾疹，身体发痒。”特禀体质者，卫外不固，风邪乘虚侵入卫表，与湿相合。正气不足，不能祛邪外出，风邪日盛，游窜肌肤，令肌肤瘙痒，湿蕴成毒生热，则片发斑疹。

本方运用风药牛蒡子、羌活、白芷、防风祛风解表达邪。“治风先治血，血行风自灭。”方中紫草凉血解毒，配伍牛蒡子共奏解毒之功；苦参清热燥湿止痒，配伍牛蒡子清热之力更强，配伍羌活胜湿之力更胜；再加白族药乌梅敛肺养阴，亦制约羌活、白芷、防风、牛蒡子之疏散太过；甘草调和诸药，缓和药味。

（1）过敏性鼻炎伴有鼻塞、流涕，可加苍耳子、辛夷花。

（2）过敏性结膜炎伴有目赤痒甚者，可去羌活加蝉衣、蔓荆子、木贼。

（3）过敏性哮喘，哮而痰鸣者，加枯矾；热甚者加银花、连翘。

（4）凡肤痒甚者，可加地肤子、白鲜皮。

现代医学研究证明，风药的提取物或有效成分多具有抗过敏作用，紫草、苦参、乌梅亦具有抗过敏作用。

三、注意事项

（1）忌食冰冷、油腻、辛辣刺激之品及虾、鳖等咸寒之物。

（2）水煎服，一日一剂，一剂三次。

四、验　案

史某某，男，47岁，下关人，因自服鸡蛋后全身瘙痒伴下肢浮肿三天就诊。

症状：全身瘙痒、可见多处抓痕，伴双下肢浮肿，舌质暗红，苔腻，脉弦数。

辨证：风疹瘙痒，湿毒蕴结肌肤。

治法：凉血除湿解毒、祛风止痒。

处方：紫草18g　牛蒡子18g　乌梅9g　羌活18g　白芷18g　防风18g　苦参6g　甘草6g。

用法：以上诸药冷水浸泡1小时，煮沸3分钟，一日一剂，一剂三次，每次服200毫升。此方连服2天，双下肢浮肿明显消退，全身瘙痒减轻。7天后双下肢减轻浮肿，偶感全身瘙痒。精神、饮食、睡眠可。

斑秃方

一、药物组成

当归18g　杭芍18g　枸杞18g

天麻18g　党参18g　黄芪18g

制首乌18g　补骨脂9g

二、主治病证

斑秃及脱发严重患者。

【按】发为血之余，肾气充可助生血乌发。

方中当归、杭芍补血；枸杞、制首乌、补骨脂补肝肾；党参、黄芪益气生血；制首乌、天麻补肝血，息风以助生发。头皮发痒者加白芷。

三、煎服法

水煎服，一日一剂，一剂三次。

四、验　案

王某某，男，6岁，玉溪人，因脱发半年余就诊。

症状：头发光秃，舌脉正常。

辨证：斑秃（肝肾不足）。

治法：滋养肝肾，养血生发。

处方：当归12g　杭芍12g　枸杞12g　天麻12g　党参12g　黄芪12g　制首乌12g　补骨脂6g。

用法：以上诸药冷水浸泡1小时，煮沸5分钟，每次200毫升，每日3次，每日1剂。此方连服半年余复诊，头发悉数长出。

宣肺凉血汤

一、药物组成

杏仁12g　桔梗12g　百部18g
桑白皮18g　丹皮18g　桃仁12g
红花9g　甘草6g

二、主治病证

粉刺（肺热血燥证）。

【按】方中杏仁、桔梗、百部、桑白皮宣肺清热，丹皮、桃仁、红花凉血、活血，甘草调和诸药，肺热清血燥除，则粉刺自平。肝火旺盛，加栀子。热毒甚，加黄芩。痒者，可加紫草。

三、注意事项

（1）少食含脂肪多的食物、糖类、刺激性食物，如可乐、茶、咖啡、含酒精饮料、水生贝壳类。

（2）不要用手挤捏粉刺，不要擅自使用外用药物，尤其是不要用皮质类固醇激素等药物。

（3）治疗期不要用油性化妆品，及含有粉质的化妆品。

四、验　案

李某某，女，40岁，州城镇人。因额头部粉刺两年余就诊。

症状：额头部可见粉红色丘疹，疹尖色白，舌尖红，苔薄黄，脉数。

辨证：粉刺（肺热血燥证）。

治法：清热宣肺、凉血除疹。

处方：杏仁12g　桔梗12g　百部18g　桑白皮18g　牡丹皮18g　桃仁

12g　红花9g　甘草6g　栀子18g。

用法：以上诸药冷水浸泡1小时，煮沸3分钟，一日一剂，一剂三次，每次服200毫升。此方连服10剂，复诊，粉刺全部消退。半年后随诊，粉刺未复发。

清热凉血汤

一、药物组成

玄参18g　重楼12g　川连9g

黄芩18g　牡丹皮18g　桃仁12g

红花9g　甘草6g

二、主治病证

蛇串疮。

【按】李老认为蛇串疮乃火毒横窜络脉，热甚络瘀，气血两燔之证，故见疹发鲜红，疼痛剧烈难耐。本方运用玄参、重楼凉血解毒，川连、黄芩泻火解毒，丹皮、桃仁、红花活血化瘀通络，甘草调和诸药。热毒甚者，或表证重者，常加银花、连翘以加强疏风清热解毒之力。蛇串疮后遗神经痛者用之疗效佳。

三、煎服法

水煎服，一日一剂，一剂三次。

四、验　案

周某，女，72岁，金牛镇江干村人。

因左侧胁肋部成簇疱疹瘙痒伴疼痛2周就诊。患者之前已行西药治疗后，症见：左侧胁肋部成簇疱疹瘙痒，烧灼感明显，局部麻木，疱疹干瘪，舌红、苔黄，脉弦涩。

辨证：蛇串疮（毒瘀互结）。

治法：凉血解毒，活血化瘀通络。

处方：玄参18g　重楼12g　川连9g　黄芩18g　黄柏18g　丹皮18g　桃仁12g　红花9g　甘草6g。

用法：以上诸药冷水浸泡1小时，煮沸即服，每次200毫升，每日3次，每日1剂。此方连服7天。复诊疼痛明显好转，嘱患者守方继服半月余，疼痛症状不明显，未见疱疹。

楼英白虎汤

一、药物组成

石膏30g　知母18g　川连9g
黄芩18g　银花12g　连翘18g
板蓝根18g　重楼12g　甘草6g
蒲公英18g

二、主治病证

（1）手足口病，症见小儿发热、咳嗽、流涕、手足口有疹等。

（2）痄腮。

（3）里热炽盛证。

【按】现代小儿多食厚味，脾胃积热，外加外感风热之邪，由肌表侵入，内应于脾胃，上熏口舌而发口疮。《素问·气交变大论》中记载“岁金不及，炎火乃行……民病口疮”以及《小儿卫生总微论方·唇口病论》所论述的“风毒湿热，随其虚处所者，搏于血气，则生疮疡。”本方石膏、知母、黄芩、川连清阳明之热，银花、连翘疏散风热，兼清里热；蒲公英、板蓝根、重楼清热解毒，甘草调和诸药。全方共奏清热解毒之功。

三、煎服法

水煎服，一日一剂，一剂三次。

四、验　案

曹某，男，9岁，金牛镇牛井村人。

因咽部肿痛伴发热3天就诊。证见：咽部红肿、疼痛，局部淋巴结肿大，口干欲饮，大便干结，小便短黄，舌红、苔薄黄，脉数。

辨证：喉痹（热毒壅滞）。

治法：清热泻火解毒。

处方：石膏18g　知母12g　川连6g　黄芩12g　金银花9g　连翘18g　板蓝根12g　蒲公英12g　重楼12g　甘草6g。

用法：以上诸药冷水煎泡1小时，煮沸3分钟，每次200毫升，每日3次，每日1剂。此方连服3天，症状全部好转。

荔枝橘核汤

一、药物组成

荔枝核18g　橘核18g　川楝子6g

乌药12g　枳壳18g　丹皮18g

桃仁12g　红花9g　甘草6g

二、主治病证

附睾结节，疼痛较剧，痛引下腹及腹股沟会阴处，舌苔有瘀点、脉弦。

【按】子痛之气滞血瘀证，多因郁怒伤肝，情志不畅，肝郁气结，经脉不利，气血壅滞，或跌打损伤，硬物碰撞，血瘀阻滞经结而为肿痛。故用此方以理气化瘀散结。

方中荔枝核、橘核、川楝子、枳壳入肝经，理气散结止痛；乌药通行三焦，疏理气机；丹皮、桃仁、红花活血散瘀，气行瘀散则痛自止。

三、煎服法

（1）煎汤服，一日一剂，一剂三次。

（2）荔枝核生用晒干研末分3次用汤药送服。

四、验　案

李某，男，27岁。

附睾结节1年多，附睾轻度肿大，有硬结，轻微触痛；下腹部大腿内侧不适，余无不适；舌淡有瘀点，苔腻，脉弦。

辨证：子痈（肝郁气滞血瘀）。

治法：疏肝理气，化瘀散结。

处方：荔枝核18g（吞）　橘核18g　川楝子6g　乌药12g　枳壳18g　丹皮18g　桃仁12g　红花9g　甘草6g。

上方服用一个月后症状明显减轻。后经滋养肝肾，疏肝理气，活血化瘀等法辨证施治一年余，症状尽除。

清肝明目汤

一、药物组成

蝉蜕12g　蔓荆子18g　木贼9g
夏枯草12g　草决明18g　刺蒺藜18g
连翘18g　甘草6g

二、主治病证

目刺痛痒、多泪多眵，迎风流泪。

【按】《灵枢·经脉》说："肝足厥阴之脉……连目系。"由于肝与目在生理病理上关系密切，临床上凡目疾主要以治肝为主。肝经风热上扰则目刺痒痛多泪。蝉蜕、蔓荆子疏散风热明目；木贼专主眼目风热，发散肝肺风邪；连翘清热解毒；夏枯草祛肝风，行经络；草决明利五脏，除肝家热；刺蒺藜平肝泻火，明目；全方共奏疏风散热，肝清明目之效。

三、煎服法

水煎服，一日一剂，一剂三次。

四、验　案

赵某某，男，47岁，楚雄人。

初诊：左眼视网膜中央静脉阻塞，黄斑弥漫性水肿，眼压正常，视力0.25。左眼干涩，目赤胀痛，视物模糊，纳眠可，二便调。舌质红、苔薄黄，脉浮。

诊断：视瞻昏渺。

辨证：目痛（肝经风热）。

治法：疏散风热，清肝明目。

方药：蝉蜕12g　蔓荆子18g　木贼9g　夏枯草12g　草决明18g　刺蒺藜18g　连翘18g　甘草6g。

二诊：服药后眼睛干涩，肿胀症状减轻，继守上方。加减化裁予：蝉衣12g　蔓荆子18g　木贼9g　夏枯草12g　草决明18g　刺蒺藜18g　连翘18g　甘草6g　夜明砂9g　黄芩18g。

后经数月辨证处方用药，自觉视力有所恢复。西医复查：黄斑水肿与发病时对比明显减轻。

养肝明目汤

一、药物组成

蝉蜕12g　蔓荆子12g　木贼9g

枸杞18g　石斛18g　麦冬18g

当归18g　杭芍18g

二、主治病证

两目干涩，视物不清，目眩，目眶痛。

【按】人体素虚，肝阴肝血不足，外感风邪发为本病。

肝受血而能视，肝血不足，濡养功能减退，则两目干涩昏花；肝阴不足，失其柔和凉润之能可致肝阳升动太过，导致目眩、目眶痛。治疗当祛邪外出，补血养阴。蝉蜕、蔓荆子、木贼疏散外感风热之邪兼明目；当归补血润燥；杭芍养血平肝；石斛、麦冬、滋阴清热；再加枸杞补血养阴，益精明目。外邪得祛，内虚有补，功效兼备。

三、煎服法

水煎服，一日一剂，一剂三次。

四、验　案

杨某某，女，40岁。

干眼病两年，眼部干涩，灼热畏光，目眩晕，眼眶胀痛，视物模糊易疲劳，舌淡红、苔薄黄，脉沉弦。

辨证：目翳（肝阴肝血不足，外感风热）。

治法：祛邪外出，补血养阴，益精明目。

处方：蝉蜕12g　蔓荆子12g　木贼9g　枸杞18g　石斛18g　麦冬18g　当归18g　杭芍18g。

二诊：服药物7剂，眼部干涩改善，再以原方加减继服。

脱疽方

一、药物组成

金银花18g　玄参18g　当归18g

丹参18g　三棱18g　莪术18g

桃仁12g　红花9g　甘草6g

二、主治病证

脱疽之热毒壅盛，症见下肢灼热肿胀疼痛，皮肤紫暗，日久溃烂流水，坏死变黑；口干，便秘溲赤；舌红、苔黄，脉弦数。

【按】本方乃四妙勇安汤加味而成。所治之脱疽主要由于寒邪久蕴，则郁而化热，热毒壅滞，血行不畅所致。气血凝滞，经脉阻塞为其主要病机。治疗当清热解毒，活血化瘀止痛。

方中金银花解毒消痈，“去皮肤血热”（《生草药性备要》）营分有热，累及血分；与玄参同用，清入营血分的热邪；当归活血和营；丹参养血活血祛瘀；三棱、莪术行气破淤止痛，促进血块吸收；桃仁、红花活血散血；甘草解毒，调和诸药。出血明显者，去桃仁、红花、丹参，加三七止血行淤。全方集中力量，共奏清热解毒、活血止痛之效。

三、煎服法

水煎服，一日一剂，一剂三次，经期、孕期不可服用。

四、验　案

干某某，男，40岁，官统人。

主诉：左足疼痛。

病史：患脉管炎3年，服中药百余剂已治愈，半年前复发。

症状：左足掌皮肤变黑，湿冷，足底溃破腐烂，肉色不鲜，夜间疼痛明显，低热，便秘溲赤，舌红、苔黄，脉弦数。

辨证：脱疽（热毒壅盛证）。

治法：清热解毒，活血化瘀止痛。

处方：金银花18g　玄参18g　当归18g　丹参18g　三棱18g　莪术18g　桃仁12g　红花9g　甘草6g

二诊：服药14剂后疼痛减轻，溃破处出现鲜肉，继守上法。

银花18g　玄参18g　当归18g　三棱18g　莪术18g　红花9g　薏苡仁18g　毛冬青18g　甘草9g　甲珠9g（吞）。

参考文献

[1]隋·巢元方. 诸病源侯论[M]. 沈阳：辽宁科学技术出版社，1997.

[2]唐·孙思邈. 千金翼方[M]. 沈阳：辽宁科学技术出版社，1997.

[3]明·李时珍. 本草纲目[M]. 北京：中国医药科技出版社，2015.

[4]唐·王冰注. 宋·林亿补注. 重广补注黄帝内经素问[M]. 北京：学苑出版社，2004.

[5]明·张景岳. 张景岳医学全书[M]. 北京：中国中医药出版社，2007.

[6]汉·张仲景. 伤寒杂病论[M]. 北京：中国中医药出版社，2006.

[7]清·叶天士. 临证指南医案[M]. 北京：中国中医药出版社，2006.

[8]金·李东垣. 脾胃论[M]. 北京：人民卫生出版社，2006.

[9]宋·太平惠民和剂局. 太平惠民和剂局方[M]. 北京：人民卫生出版社，2006.

[10]宋·严用和. 重订严氏济生方[M]. 北京：人民卫生出版社，2006.

[11]清·黄宫绣. 本草求真[M]. 北京：中国中医药出版社，2016.

[12]清·赵其光. 本草求原[M]. 北京：中国中医药出版社，2016.

[13]元·朱震亨. 丹溪心法[M]. 北京：人民卫生出版社，2006.

[14]明·徐春甫. 古今医统大全[M]. 北京：人民卫生出版社，2008.

[15]明·张介宾. 类经[M]. 北京：中国古籍出版社，2016.

[16]清·林珮琴. 类证治裁[M]. 北京：人民卫生出版社，2005.

编者的话

感谢云南省中医药管理局原局长郑进教授对传承室的关心，感谢大理州人大常委会副主任许映苏、宾川县人大常委会副主任丁益军、大理州人大常委会教科文卫工作委员会副主任吴佐修及徐志凌、张明全等同志对该书的帮助与支持！